Bioethics Workbook

保健・医療職のための
生命倫理ワークブック

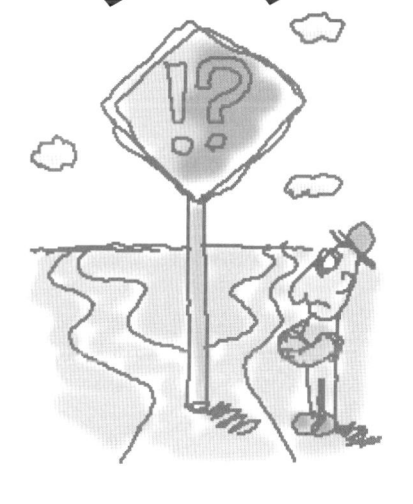

本当によいことなのか、もう一度考えてみよう！！

吉川ひろみ
YOSHIKAWA Hiromi

三輪書店

推薦の言葉

　本書の特色は，生命倫理のさまざまな問題事例を，数人の人々がさまざまな切り口で分析し，討論し，問題解消の糸口を探って，ある程度の合意をはかろうとする際に，使用できるように作成されていることである．事例の多くは吉川ひろみさんの書き下ろしである．チーム医療を考えるのにふさわしい環境の中で，生命倫理のディレンマを考え抜き，長年倫理問題の解消法を探る道をたどってこられた著者にして初めて可能になったテキストである．本書は生命倫理教育のクラスや生命倫理研究会などで，生命倫理の問題を考える際に使われるテキストとして最適ではないかと思う．日本ではまだ類書に乏しく，教員にとっても学生にとってもよきガイドブックとなることが保証できる．

　吉川ひろみさんとは今の県立広島大学が広島県立保健福祉短期大学として発足した1995年春からの付き合いである．私自身は2004年に定年退職後も生命倫理のクラスの非常勤講師をつとめたが，保健福祉大学の最後の学生の卒業後は，新大学でのこの科目は吉川さんが担当することになった．

　私は医療保健専門職ではなく，米国の医療倫理・生命倫理の分野で学位を得た者として，生命倫理学も哲学・倫理学とともに担当した．当初，医療・生命倫理はカリキュラムにはなく，倫理学やサナトロジー（死生学，作業療法学科のみ）の時間で扱うだけだった．その点，米国の関連医療職教育のカリキュラムとの違いを痛感した．米国の医学教育では医療倫理が非常に重んじられ，必修科目になっている．関連医療職でも同様であると理解している．米国では，医師会，看護協会，作業療法士協会，言語聴覚療法士協会等，各専門職協会の倫理綱領がしっかりと整い，くわしい解説とともに，各専門職の社会的責任の表明を鮮明にしている．今でも米国の医療保健専門職教育から学ぶことは多い．

　吉川ひろみさんは，作業療法学の分野で米国の大学院を修了され，医療倫理の科目も修得されたので，広島県立保健福祉短期大学発足後すぐ，学内で倫理研究会を定期的に開くことを提案された．その研究会は現在も続いていて，毎年春には倫理セミナーを開催しているが，このセミナーには学内外の関係者が集い，卒後倫理研修の機会にもなっている．この大学は最近まで看護，放射線技術，理学療法，作業療法，言語聴覚療法の5学科から成り，病院のチーム医療の中心的メンバーを担う専門職養成の体制が整っていたので，倫理研究会でチーム医療倫理のためのテキスト『医療・保健専門職の倫理テキスト―悩める医療スタッフと学生のための事例集』を編集・発行したときには，各分野を代表する教員が事例をもちよることができた．これは2000年に出版され，2007年に改訂版が出た．

　新しい県立大学では放射線学科が廃止され，医療・保健関連職に福祉の分野が加わることになり，ある意味ではヘルスケア教育がさらに充実することになった．また従来，医療倫理はヘルスケア・サービス提供者と受益者との間の倫理を主に扱ってきたが，ヘルスケアの分野でも人と人の関係は広く世界や環境の変化に影響を受けるので，生命の尊厳や操作の問題を扱う生命倫理と

いう広い領域にも関心を向ける必要が生じた．従来の医療倫理が生命倫理の一環として扱われるようになったのは，過去20年ばかりの動きである．

　本書はこのような動きを敏感に反映して，生命倫理の主なトピックを取り上げ，事例について考えるように仕組まれている．生命倫理上の問題は事例の検討を通して行うのが適切であるが，その際討論を指導する人が明確なヘルスケアのビジョンをもっていることが望まれる．その点で吉川ひろみさんは，学識・経験共に豊かであると同時に，ヘルスケアが医科学技術に頼るいわゆる医学モデルに偏重することを批判して，全人的アプローチを取ることを主張しており，社会政策的な面でもその提言が注目される．将来，納得のヘルスケアが実現するために，本書が活用されることを切望する次第である．

2008年5月吉日

岡本珠代

序　文

　正しいこと，よいことをしようと思うのは大切なことです．ところが，何が正しいことなのか，正しいことが本当によいことなのか，判断が難しい場合があります．頭を悩ませ，心を苦しめる問題について，私たちはどのように考え，どのような態度をとったらよいのでしょうか．

　高齢で寝たきりの夫を，献身的に介護していた妻が夫を殺害し，自分も死のうとしたけれども止められて自首をしたという事件がありました．この夫妻にかかわっていた専門職者には，できることはなかったのでしょうか．献身的な介護をする妻を励ますことが，妻を追い詰めていたのかもしれません．夫の状態は，本当に寝たきりなのでしょうか．夫にもできることを何か見つけることはできなかったのでしょうか．在宅介護を促進することを目的にした介護保険法は，目的に沿って運用されていたのでしょうか．

　多額の寄付を集めて，子どもの臓器移植のために外国へ行く家族がいます．なぜ日本では，子どもの臓器を移植することが認められていないのでしょうか．また，臓器提供を望む日本人が少ないのはなぜでしょうか．人間の臓器は，ある人から別の人へ移し変えてよいものなのでしょうか．まだ使える臓器をもっている人間は，本当に死んでいるのでしょうか．

　このワークブックは，シナリオの状況を想像し質問に答えていくことで，生命倫理について考える練習ができるように作成しました．グループで話し合いながら使うと，自分では思いつかないような考えに出会うことができ，物事を広い範囲で考えることができます．一人でこのワークブックを使うときにも，他の人だったら，どんな意見を言うかを想像してみるとよいでしょう．大切なことは，早く正解を出すことではなく，できるだけ多くの異なる意見を出したうえで，その意見一つひとつを理解して，よりよい意見はどれだろうと考えていくことです．

　倫理学は，何が正しいか，なぜそれが正しいかを考える学問です．第1章では私たち自身の道徳や価値感を見直します．家族や地域が何を人切にしてきたか，学校や職場では何が大切にされ，守らなければならない事柄だと思っているのかを考えていきます．第2章では，時と場所を越えて正しいこととして選び取られてきた倫理原理を紹介します．この倫理原理を，自分の経験と結びつけて理解してください．そして，なぜ自分はそれを正しいと思うのかを語ることができるようになってほしいと思います．

　生命倫理学は，生命にかかわる問題について，何がよいのか，なぜよいのかを考えていく学問です．現代社会では，クローン人間を誕生させる生殖操作，臓器移植のための脳死判定，安楽死・尊厳死のための自殺幇助など，生命にかかわる難問が増え続けています．第3章では，生命倫理学の問題を考える際の重要な概念について解説します．さらに第4章では，現在さまざまな議論が交わされている具体的な生命倫理の話題について紹介します．これらの話題は，しばしば新聞やニュースに登場しますので，今後さらに新しい議論が起こり，これまでとは別の考えかたに展開していく可能性があります．最新の生命倫理の動向に注目していきたいものです．

　難しい問題には，唯一の正しい答えはありません．それでも，よりよい答えを導き出し，自分

の立場を示して現実的に行動していく必要があります．本書で用いたシナリオは，保健，福祉，リハビリテーションを学ぶ学生や，実際にサービスを提供している実践家にとって，身近な例になるように作成しました．シナリオはすべてフィクションですが，想像力を働かせ，自分が知っている実例を思い出し，結びつけて考えてみてください．自分の身近な例と結びつけることで，普段の日常生活の中に潜む倫理問題（虐げられた尊厳や不平等）に気がつくことができ，倫理的感受性が高まります．

　日常の生活で見聞きした事柄で，おかしいなと思ったこと，本当にそれでよいのだろうかと気になることがあったら，書きとめておきましょう．そして，なぜ気になったのかを考えてみましょう．それは倫理的な問題かもしれません．倫理的な問題に気づくことは意外と難しいので，気がつくように努力しましょう．倫理的な問題に気づき，その問題に対して自分の態度を明らかにし，その問題を解決する方向に行動する人が増えることで，よりよい社会になっていくことを期待します．

2008 年 5 月

吉川ひろみ

目　次

第1章　道徳と倫理 …………………………………………………… 1
道　徳 ……………………………………………………………… 2
規　則 ……………………………………………………………… 5
義　務 ……………………………………………………………… 7
倫理的ディレンマ ………………………………………………… 9

第2章　倫理学と倫理原理 …………………………………………… 11
自律尊重 …………………………………………………………… 16
無加害 ……………………………………………………………… 22
善　行 ……………………………………………………………… 26
公正（正義） ……………………………………………………… 29

第3章　生命倫理学の重要概念 ……………………………………… 35
インフォームド・コンセント（informed consent） …………… 36
パターナリズム（paternalism） ………………………………… 42
倫理委員会 ………………………………………………………… 46
自己決定重視と共同体主義 ……………………………………… 48
功利主義と義務論 ………………………………………………… 50
コンフィデンシャリティ（秘密保持） ………………………… 52

第4章　生命倫理の問題 ……………………………………………… 55
カルテ開示 ………………………………………………………… 56
医による危害 ……………………………………………………… 58
実験研究の倫理 …………………………………………………… 61
優生思想 …………………………………………………………… 65
クローン人間 ……………………………………………………… 69
生殖操作 …………………………………………………………… 70
遺伝子診断・治療 ………………………………………………… 76
臓器移植 …………………………………………………………… 78
安楽死，尊厳死 …………………………………………………… 81
緩和ケア，ホスピス ……………………………………………… 84

目　次

参考文献 …………………………………………………………………87

資料 ………………………………………………………………………91

索引 ………………………………………………………………………133

装丁　石原雅彦

第1章
道徳と倫理

第1章　道徳と倫理

　みんなが社会の中で気持ちよく幸せに生きていくためには，なんらかの決まりが必要です．嘘をついたり，他人のものを盗むことをみんなが悪いことだと思い，行わないようにしたり，相手に対して思いやりをもち，相手にとってよいことを行うようにすると，私たち自身もよい人となり，私たちの社会もよい社会になるでしょう．このような，人として守るべき事柄を道徳といいます．

　よいことが簡単にわかる場合もありますが，何がよいことなのか迷ってしまう場合もあります．そこで，ある事柄をよいと判断する理由や，判断の基準について考える学問として倫理学があります．

▶ 道　徳

　日常の身近な問題の中の道徳を考えてみましょう．

シナリオ1

　ユウさんは大学生です．大勢の学生が受講する授業では，出席カードを提出することで出席とみなされます．ある日ユウさんは友人から出席カードの代筆を頼まれました．

質問 1-1　ユウさんが出席カードの代筆を引き受けた結果，何が起こるでしょうか．

あなたの考えを書きましょう．

道　徳

　ユウさんが欠席した友人に代わって出席カードに代筆するということは，友人の嘘に付き合うことであり，ユウさん自身が他人になりすますことです．そして，教員に偽りの情報を提供することであり，出席を成績評価に含むという大学の単位取得システムに背くことです．

　出席カードの代筆に気づいた教員は，どのような行動をとるでしょうか．事情聴取された友人は何と言うでしょうか．友人が代筆したユウさんの名前を告げたら，ユウさんも教員に呼ばれるかもしれません．

| 質問1-2　なぜ友人は出席カードの代筆を頼み，なぜユウさんはそれを承知したのでしょうか．|

あなたの考えを書きましょう．

　出席カードの代筆を頼む人には，「出席点が欲しい」「教員さえ気づかなければ誰も傷つかない」「ほかの学生もしていることなので自分が特別に悪いわけではない」，頼まれた人には「代筆を断ることで友人に嫌われたくない」などという気持ちがあると考えられます．

　しかし，出席カードの代筆を正しいことだと思う人はいないでしょう．それは，嘘が悪いことだという一般的な道徳規則を私たちが共有しているからです．では，なぜ嘘は悪いのでしょうか．嘘は信頼を奪います．私たちが人から何かを聞いたとき，その人は本当のことを言っていると思います．ところが，その人の言っていることが嘘だとわかったら，そのことだけではなく，その

第1章　道徳と倫理

人の言うことすべてが信じられなくなるのです．また，その人に対してだけではなく，ほかの人も嘘を言っているのではないかと疑いをもつようになります．世の中の情報を，嘘ではないかと疑いながら生きていくのは大変です．常に気を使い，ストレスが溜まります．

また，一度嘘をつくと，つじつまを合わせるために別の嘘をつかなければならない状況が生じます．他人に嘘だと悟られないように努力していると，自分自身も嘘と現実の区別がつかなくなってしまいます．生命倫理学では，嘘はインフォームド・コンセント（p36）の問題と大きな関係があります．

日常生活の中でのちょっとした行為の中に道徳や倫理の問題が含まれています．自分の日常を振り返り，次の表の当てはまるところに○をつけてみましょう．あなたがどんなことをよいことだと思っているのかそれを行わないのはなぜなのかを考えてみましょう．また，あなたの周囲の人はどのように答えるでしょうか．

	よいことだと思うし，よく行っている	よいことだとは思うが，あまり行わない	よいことだとは思わないが，行っている	よいことだとは思わないので，行わない
電車で高齢者や妊婦に席を譲る				
道で困っている人に声をかける				
いじめやハラスメントを目撃したら通報する				
道にゴミを捨てる人を注意する				
試験でカンニングをしている人を見ても見ぬふりをする				
友人や同僚が浮気をしていたら戒める				
友人の浮気がばれないように口裏を合わせる				
駅やコンビニエンス・ストアのゴミ箱に家庭ゴミを捨てる				
プレゼントをもらったら，必ずお返しをする				
人の悪口を言う				
みんなの意見と違っても，自分の意見を言う				
自分の欲しいものを他人より先にとる				
ほかに発言する人がいないかを確かめてから意見を言う				
約束の時間にわざと遅れて相手の様子をうかがう				
相手の気分がよくなるような嘘をつく				
相手が不快になると思っても真実を伝える				
締め切り前に締め切り延長を依頼する				
車が来ないことを確かめてから，赤信号でも道を渡る				
おもしろい話になるように話に尾ひれをつける				

規 則

　嘘や不公平が起こらないように，規則を作り，みんなが規則を守るという方法があります．私たちの生活にはさまざまな規則があり，それを守ることで，道徳や倫理について一つひとつ考えなくてもすむ場合があります．しかし規則を守るだけでは，道徳的・倫理的に本当に正しいとはいえない場合もあります．医療や福祉の現場にも，多くの道徳や倫理の問題があります．

シナリオ2

　ハルさんは75歳の女性です．介護認定審査の結果，要介護度2と判定されました．要介護度は，介護の必要量によって1〜5までに区分されており，1カ月間に利用できる限度額の範囲内ならば，通所リハビリテーションや訪問看護，福祉用具のレンタルなどのサービスが，ケアマネジャーを通して受けることができます．

　ハルさんは腰痛のため起き上がりが難しいことがあるとケアマネジャーに相談したところ，電動ベッドのレンタルを勧められました．さらに，膝の痛みがあるなら，車いすをレンタルしておくと便利だと言われました．

質問2-1　ケアマネジャーの提案は適切だと思いますか．

あなたの考えを書きましょう．

第1章　道徳と倫理

　介護保険制度は，高齢者介護の問題に対して社会で取り組むという理念から誕生した制度です．ハルさんは電動ベッドがあれば，腰が痛い日でも一人で楽に起き上がることができます．車いすがあれば，膝の痛い日には車いすを使って移動すれば痛みを感じることなくトイレに行ったり，家事をしたりできるでしょう．しかし，腰痛や膝の痛みがある日は1カ月に数日です．車いすや電動ベッドは，それぞれ1カ月1,000円前後の自己負担でレンタルすることができますから，月に2,000円で痛みへの備えができるということはハルさんにとってはよいことです．しかし，介護保険の費用は40歳以上の国民が支払う保険料でまかなわれています．自己負担は1割ですから，2,000円の10倍，つまり毎月2万円が保険料から支出されることになります．つまり，1年に20万円以上のレンタル料が介護サービスを行う事業所に入ります．一方で，レンタルするのではなく，購入することも選択肢として挙げられます．その場合，ベッドと車いすの値段は20万円前後で，1年間で壊れるはずはありません．

　私たちは家庭，学校，社会の中で，何が道徳的行為なのかについて学んできました．ほかの人たちと一緒に，気持ちよく平和に暮らしていくためには，一人ひとりが人を傷つけずにみんながよい暮らしを送れるようにふるまう必要があります．「嘘をつかないこと」「自分だけ得をしようとしないこと」「困っている人がいたら助けること」については，比較的大勢の人が賛成するでしょう．

　では，自分の道徳観念について考えてみましょう．家庭，学校，所属する集団の中で，褒められるような事柄，暗黙のルールや，それに反すると叱られたり罰を受けたりするような事柄を思い出してみましょう．家庭での食事の仕方，入浴の順番，重大事の決定の仕方には，家族の中で尊重される人が誰なのかが反映されているかもしれません．学校では，校則，先生の態度，いじめの発生などの中に，何が重要なのかが潜んでいるものです．クラブ活動や地域活動グループにも，それぞれ重要とされる事柄に違いがあります．運動系クラブと文科系クラブには，行事の行いかたや人間関係に違いを感じることがあります．専門職集団にもそれぞれ特有の雰囲気があります．私たちは自分が所属する集団がもつ道徳に影響を受けながら，自分自身の道徳観念を作っていっているのです．

シナリオ2のつづき

　ハルさんは，「膝が痛むならば車いすが月に1,000円未満でレンタルできる」とケアマネジャーから聞き，車いすをレンタルしたいと思いました．ハルさんは，膝が痛む日もありますが，車いすに乗るほどではないと思っています．しかし，ゴミを出しに行くときなど，重いものを運ぶときにも車いすが便利だと聞いたことがあったので，車いすが欲しいと思いました．ハルさんはケアマネジャーに，「膝が痛む日もあって歩くことができない」と言ってしまいました．

　ケアマネジャーは，福祉用具のレンタル料が入ることによって事業所の収入が増えることはよいことだと思っています．ベッドや車いすを不必要な人にまで貸し出したことによって，日中の活動量が減り，介護量が増えたというニュースを聞いてはいましたが，ハルさんが現状の要介護度を維持するために，そして安心して生活するためには，ベッドや車いすのレンタルは必要だと，自分に言い聞かせました．

質問 2-2 ハルさんが「言ってしまい」，ケアマネジャーが「自分に言い聞かせた」のは，自分の道徳観と異なるためです．二人の行動は正当だと思いますか．

> あなたの考えを書きましょう．

　自分が納得する理由を思いつくということは，考えや行為が正当化される可能性があります．しかし，本当に正当かどうかを判断するためには，別の立場や視点からの吟味も必要です．

▶ 義　務

　義務とは，自分自身がしなければならないと思うこと，他の人が自分に対してすべきだと思うことです．子どもとして親孝行をしなければならない，親として子どもを育てなければならない，社会の一員として税金を払わなければならない，地域の一員として決められた日に決められたゴミを決められた場所に出さなければならないなど，生活するうえではさまざまな義務があります．

▎シナリオ 2 のつづき

　ハルさんの家に息子が来ました．息子はハルさんの家に電動ベッドと車いすがあるのを見て，「介護保険料が値上げされるわけだ」と言いました．ハルさんのせいで介護保険料が値上げになったように言われたので，「ちゃんとお金を払っている」と息子に言いました．すると息子は，「母さんが払っているは 1 割だけで，残りの 9 割は保険料を払っている人のお金だよ」と言いました．ハルさんはレンタルをやめようと思いました．

第1章　道徳と倫理

質問2-3　ハルさんは，なぜレンタルをやめようと思ったのでしょうか．

あなたの考えを書きましょう．

　公的資金が適正に使われているかどうかの判断は，税金を払っている割には恩恵を受けていないと考える人と公的サービスを利用する人との間で異なるかもしれません．年代や住む地域によっても異なる可能性があります．さまざまな立場でのとらえかたを明らかにしたうえで，自分のとるべき立場を見いだすことが大切です．

シナリオ2のつづき

　ケアマネジャーは，ハルさんからレンタルをやめたいと聞きました．自分が勧めた福祉用具のレンタルでしたが，ハルさんの気持ちを尊重することにしました．ケアマネジャーとして，利用者の利益を考えることが最優先する義務だと思っています．しかし，介護保険制度がこのままでよいのかと疑問に思うこともあります．事業所の利益を優先してサービス提供を行っている事業所だけが生き残っていくような気がします．単価計算しやすいサービスが優先され，きめ細やかな相談や福祉用具の利用指導などのサービスが提供しにくいと感じています．

質問 2-4　ケアマネジャーの義務は何だと思いますか.

> あなたの考えを書きましょう.

　ケアマネジャーの本来の仕事は，サービス利用者の利益のために働くことですが，それだけではなく，利用者が適切なサービスを受けることができるように，制度の問題点を指摘し，改善されるように働きかける必要もあります．国民や住民としては，国や地域の制度に従う義務もあります．共有するルールを適切に運用しなければ，不公平が生じます．

倫理的ディレンマ

　規則を守り，義務を全うしようとした場合でも，行為の選択肢が複数あり，どちらがよいか迷うことがあります．治療のためのインフォームド・コンセントでは，医師は，患者が理解できるように十分に説明し，患者は強制されることなく治療を受けることの同意を医師に与えることになっています．インフォームド・コンセントでは，基本的には患者に対して正直に説明しなければなりません．しかし，とても怖がりで臆病な患者に対しては，治療の副作用や危険性を過少に説明したほうが，患者が回復する可能性が高いかもしれません．「嘘も方便」というように，治療の効果を強調して説明するという選択肢もあります．よい結果を得るためには嘘が容認されるという考えなのです．

　一方，結果がどうなるかを事前に知ることはできないので，嘘は常にいけないと考える人もいます．治療効果を強調して説明した場合に治療が思ったように成功しなかったならば，患者は間

第1章　道徳と倫理

違った情報を与えられたと怒るかもしれません．患者には自分の治療について十分な情報を得て，治療を決定する権利があるのです．

　倫理的ディレンマというのは，唯一の正しい答えがなく，複数の選択肢の中でどれを選択しても，なんらかの悪い結果が予想されるにもかかわらず，どれかを選択しなければならない状況を指します．

　私たちの周りには難しい問題が多く存在します．例えば，診療報酬制度の改定によって，脳卒中になった人が病院などでリハビリテーションを行うことのできる回数が，制限されることは正しいでしょうか．脳の血管の病気によって麻痺してしまった手足の動きはなかなか回復せず，発症からの期間が長くなると回復の可能性は非常に低くなります．病院でリハビリテーションをすることに気をとられていると，障害をもちながら自立して生きることができなくなると考える人もいます．一方で手足が動くようにならなくても，これ以上動かなくならないように現状維持をすることや悪くならないように予防することが，病院で行う治療として認められないのはおかしいと考える人もいます．障害者が機能低下を予防するためにリハビリテーションを受けることと，糖尿病や高血圧といった慢性疾患の人が薬を飲み続けることは違うのでしょうか．

　また，障害者自立支援法の制定によって，一般の職場で働くことができない人が作業所に通って仕事をするときに利用料を支払うことになったのは，正しいことでしょうか．働いて得る給料よりも，働ける場を利用する料金のほうが高額になってしまう人も少なくありません．働いているのにお金を取られると怒っている人もいます．給料を増やすために，作業所で行う仕事を工夫し，生産性を向上させるために努力しようとがんばっている人たちもいます．

　診療報酬制度や障害者自立支援法といった法律は，国民の利益を考えて決められたものですが，個々の状況によっては，法律によって一層悪い状態に陥ってしまう場合もあります．このような，よいことかどうか，とっさに判断ができない難しい問題に対して，すぐに判断してしまうことは危険です．難しい問題を考えるときには，できる限り広い範囲で，取りうる限りの選択肢を挙げて，その中で最も優れているものを，納得できる理由をもって選びます．普段から難しい問題を考える練習をしておくことによって，実際に問題が生じたときに，その問題を深く理解することができ，その時点で取りうる限りの行動を考えることができます．そして，その時点での最良の選択ができれば，結果がどうであっても，後悔が少なくてすみます．さらに，自分の経験から学ぶことができ，他の人にも伝えることができます．そして将来，似たような問題が生じたときには，前よりもうまく対処できると考えられます．

第2章
倫理学と倫理原理

第2章　倫理学と倫理原理

　倫理という言葉は,「人と人の間にあるべき関係の筋道」という意味をもっています．人間社会では守られるべき事柄があります．約束を守る，人を傷つけないということは，みんながよい状態で暮らしていくために，守るべきよいことだと考えられています．倫理学は，このよいことかどうかを判断する基準は何か，また，どのように考えたらよいことかどうかを判断できるのかを研究する学問です．

　次のシナリオを読んで，質問に答えながら，自分は何をよいことだと思うのか，そのときに何を基準にしてよいことだと判断しているのかについて考えてみましょう．

シナリオ3

　アキラさんはアパートで一人暮らしをしながら理系大学に通っていました．2年生の夏休み，実家に帰省中に高校時代の友人2人とドライブに出かけました．帰りは深夜となり雨が降る中，アキラさんたちの車はカーブを曲がりきれず，ガードレールに激突しました．運転していた友人は即死，もう一人の友人は軽症でした．アキラさんは救急車で運ばれた後，意識を回復しましたが，受傷から1週間後，第7頸髄損傷と診断されました．第7頸髄損傷とは，首の7番目の骨を通っている神経の損傷という意味で，損傷した部分から下の神経によって動いている筋肉が動かなくなってしまいます．具体的には，指と下半身が動かなくなります．アキラさんは，リハビリテーション専門病院に転院し，日常生活に必要な活動は車いすを使ってほとんど一人でできるようになりました．アキラさんは復学について考えるようになりました．早く元の生活に戻らないと，自分が世の中から置いていかれるような気持ちがしました．

　質問3-1　アキラさんにとって復学するのはよいことだと思いますか．それはなぜですか．

あなたの考えを書きましょう．

自律尊重

　アキラさんは大学生なのですから，大学に通うことはアキラさんにとって当たり前のことです．治療が終了して症状が回復すれば，アキラさんは大学へ通うことができるはずです．しかし，アキラさんの症状は完全には回復せず，移動には車いすが必要な状態になりました．アキラさんは障害者になりましたが，大学生であることには変わりはありませんし，大学に通いたいという意思をもっています．したがって，アキラさんが復学するのはよいことだと思われます．

　ところが，アキラさんがすぐには復学できない理由があります．建物に溝や段差があると，誰かに車いすを押してもらわなくてはなりません．エレベーターがなく，階段だけの場所では，車いすごと持ち上げてもらわなくてはなりません．それをしてくれる人がいるのかどうか心配です．アキラさんは，文字を書く練習をしてはいますが，かなり時間がかかるので，授業でうまくノートを取れる自信はありません．教科書のページをめくることにも時間がかかります．また実験がある科目では，指先を使っての操作が多くなるので，アキラさんは実験に参加することはできないだろうと考えられます．このように，大学生として復帰するには，心配なことが多くあります．その気になればできることもあるでしょう．しかし，誰かがきっと助けてくれると思って大学に復学しても，誰も助けてくれなかったり，授業の単位も取れなかったら，アキラさんはがっかりするでしょう．そして，自分は世の中から置いていかれるような気持ちが一層強くなるかもしれません．

シナリオ3のつづき

　アキラさんの両親は，アキラさんの復学には賛成できません．脊髄損傷に関する最新の研究によると，損傷された神経が再生する可能性があるというのです．脳や脊髄などの中枢神経組織は，一度損傷すると再生は不可能だといわれていました．しかし近年，神経幹細胞を用いた再生医療の研究が行われています．動物を使った基礎研究では，成功例が報告されています．ヒトにも応用されるようになれば，アキラさんの機能が回復して，車いすを使わなくても歩けるようになるかもしれません．将来のことを考えたら，急いで復学するよりも，専門の医療施設で機能回復のための治療を受けさせたいと考えています．

第2章　倫理学と倫理原理

> 質問3-2　両親の考えは正しいと思いますか．それはなぜですか．

```
あなたの考えを書きましょう．



```

　病気や怪我の治療のために一時的に社会的役割から離れるということは，誰しもが経験することです．患者は，学校や仕事に行くという義務を免除されますが，回復のために治療に協力する義務があります．回復が予測できる期間は患者が治療に専念することを，多くの人が当然だと考えています．したがって，アキラさんの指や足が動くようになることが予測できれば，両親の言うとおりアキラさんは急いで復学せずに，機能回復の治療を継続すべきです．

　ところが，アキラさんの指や足が動くようになる可能性は，現時点ではきわめて低いのです．回復の見込みの薄い，終わりのない治療を継続するために大学に復学しない場合，アキラさんにとっては社会的役割のない生活が続くことになります．人間は，身体をもっているので，身体というものとしての存在（物理的存在）であると同時に，家族や職場など集団の中での居場所をもつ社会的存在です．アキラさんは事故で友人を一人失いましたが，大学にはクラスの仲間や，サークルのメンバーたちがいます．治療に専念するということは，社会的存在としての自分を棚上げにして，多くの時間を自分の身体と向き合うことに費やすということです．

シナリオ3のつづき

　アキラさんの復学の意思を知った大学側は困りました．大学の建物は古く，段差や階段があります．エレベーターや車いす用トイレを設置する予算はありません．障害者の学生の生活を援助する機関もなければ，人材もいません．現在の状態で障害をもつ学生を受け入れるならば，他学生の援助を期待することになり，他学生の迷惑になることが予想されます．大学側は，アキラさんにこのことを伝えました．

自律尊重

質問3-3　大学側のしていることは正しいと思いますか．それはなぜですか．

> あなたの考えを書きましょう．

　学生は教育を受ける権利があり，大学は学生に対して教育を受ける機会を提供する義務があります．大学側は，どうすればエレベーターや車いす用トイレを設置できるか，どのように援助者を手配するかを考える必要があります．しかし，大学側はアキラさんが遠慮して復学をあきらめ，大学を退学することを期待しているようです．このように当事者自身に自主規制を強いる態度は，障害者の社会参加を妨害する圧力です．

　障害者が社会参加する際に，克服すべき問題はたくさんあります．権利主張ばかりが前面に出て，良好な人間関係が保てないと，アキラさんの今後の学生生活が気まずいものになってしまう可能性もあります．アキラさんの復学について，みんなが自分にできることを行い，知恵を出し合って取り組んでいく中で，最良の方策が見つかるのです．さらに，アキラさんの復学によって大学側も多くのことを学ぶことができ，次に入学する障害をもつ学生に対しても円滑な対応ができるかもしれません．

　正しい判断をしようと思ったときにあなたの中に浮かんできたのは，どんなことでしたか．アキラさんの希望どおりになったほうがよいとか，復学した結果困ったことが起きなければよいとか，復学がアキラさんや周りの人々のためになればよいとか，復学したことを後悔しなければよいなど，さまざまな考えがあると思います．正しい判断をするためには，広い範囲の事柄を考慮する必要があり，考慮すればするほど，正しい判断をすることの難しさを理解することになる場合もあります．それでも私たちは，部分的な情報や偏った意見によって判断が歪められないために，できる限り広い範囲の情報とさまざまな意見をもとに，なんらかの判断をしなければなりません．

第2章　倫理学と倫理原理

　難しい問題を判断する規範となるのが倫理原理です．倫理原理はさまざまな問題について，よい判断をする基準として，人類の歴史の中で選び取られてきたものです．ここでは自律尊重（respect for autonomy），無加害（nonmaleficence），善行（beneficence），公正〔正義（justice）〕という4つの原理を紹介します．

▶ 自律尊重

　自律尊重（respect for autonomy）とは，当事者の意思決定を尊重することです．人は誰でもこの世にたった一人しかいない，かけがえのない存在です．また，人は自分が行うことを自分で決めることができます．そのため，他人の利益のために，「ああしろ」「こうしろ」と命令されっぱなしということはありえないのです．他人に使われるだけの人生があるということは間違っているのです．ドイツの哲学者カント（Immanuel Kant, 1724-1804）は，「道徳形而上学原論」（1785）の中で人の尊厳について述べました．「人は他のものによって代替することができない目的存在である」「人は道徳的法則を自分に課して行為することができる自律存在であるゆえ，自らが従う道徳法則が普遍的であるようにふるまうべきである」「何かの役に立つ手段としてのみの手段存在ではないゆえ，お互いを手段としてのみ扱ってはならない」と，現代の人権思想の基礎となる考えを明らかにしました．

▌シナリオ4

　80歳のカズコさんは，12歳のころからハンセン病療養所で暮らしています．60年前，妊娠7カ月のときに堕胎手術を受けさせられました．医師は手術やその必要性について何も説明せず，カズコさんは拒否することができませんでした．日本では，1907年に制定された「らい予防法（癩予防ニ関スル件）」によって，感染・遺伝すると信じられていたハンセン病患者に対する隔離政策が，90年以上も行われていました．ハンセン病患者の家族は，社会から差別を受けるのを恐れ，患者との縁を切ってしまいました．患者は療養所の中で一生涯を過ごし，子どもを作れないように断種処置を受けさせられた人もいました．
　ハンセン病とは，らい菌による感染症です．末梢神経がおかされ，感覚障害のために身体の変形が起こることもあります．1943年には特効薬が発見され，現在では完治する病気となりました．しかし，日本では遺伝病や感染力が強い病気だと誤解されていたので，患者は隔離され，強い偏見がありました．らい予防法が廃止された現在では，「らい」という病名から連想される忌まわしい過去を断ち切り，正しい知識の普及を図る観点から，らい菌の発見者の名前をとって「ハンセン病」と呼ばれています．

自律尊重

質問 4-1 らい予防法は，人の尊厳ではなく，何を尊重したのでしょうか．

あなたの考えを書きましょう．

　殿様のために命を投げ出す侍，国のために敵機に突撃した神風特攻隊，神のためにと爆弾を身に着けた自爆テロ，というように，大きな目的のために「喜んで」（名誉だと思って）犠牲になる人々がいます．雨乞いのときにいけにえになった娘，山へ捨てられた老人，というように，自分が所属する集団や家族のために犠牲になる人々もいます．命を落とさないまでも，口減らしと家計のために売られた娘，学校に行かずに働く子どもたち，年金をあてにする家族のために独立しない障害者など，家族のための人生を選ばざるをえない人々もいます．ハンセン病患者の隔離は，他の国民への感染を防ぐために行われました．つまり，国民の健康のために犠牲になったのです．
　人間は一人ひとり大切な存在なので，道具のようにだけ使われるということがあってはいけません．人間は自分で考えることができ，決めることができます．自分の人生を自分で選ぶことができる自由は，長い歴史の中で人類が勝ち取ってきたものです．自由な社会に，ほかの人のために捧げるだけの人生を心から望む人がいるでしょうか．
　一方，他人の役に立つことをうれしいと感じるのも人間です．「できることはしますから，何でも言ってください」「私をうまく使ってください」と言うこともあります．しかし，その前提となっているのは，本人の自由な意思でそう思っているということです．他人からの圧力や，本人の選択肢が限られている場合には，やはり人が人を手段としてのみ扱うということになり，禁止されるべきです．

第2章　倫理学と倫理原理

シナリオ5

　50歳の主婦ケイコさんは，5年前に筋萎縮性側索硬化症（ALS）と診断されました．ALSとは，身体を動かす神経が壊れていってしまう原因不明の病気です．運動麻痺は手足から始まり全身に及び，徐々に寝たきりとなります，呼吸も自力ではできなくなります．しかし感覚や認知機能は保たれているので，周囲の状況を見たり聞いたり理解することができます．ケイコさんは最近，全身の筋力が弱くなり，ほぼ寝たきりの生活です．人工呼吸器を装着しなければ死が訪れます．ケイコさんはこのまま時の流れに任せようと考えています．

質問 5-1　ケイコさんが人工呼吸器を装着せずに死を待つのはなぜでしょうか．

> あなたの考えを書きましょう．

　ALSになると，自分でできることが減り続け，最終的には死に至ります．病気になる前は家事一切を行い，友人との付き合いや地域活動を行っていても，筋肉が働かなくなると，歩けない，ものが持てない，話せないということになり，ほとんどの活動ができなくなります．考えることも感じることもできるのに，身体だけが動かなくなるのです．このまま何も対処をしなければ，呼吸を行う筋肉も麻痺してしまうため，ケイコさんは死んでしまいます．しかし，人工呼吸器をつければ死亡することはありませんし，考えることも，感じることもできます．

　ケイコさんが歩けなくなったころ，車いすを使いました．ものが持てなくなったときにはワゴンや車いすのバッグを利用しました．話せなくなってからはコミュニケーションボードを使っています．車いすやコミュニケーションボードのような福祉用具は，当然のように使ってきました．しかし，呼吸をするための人工呼吸器については，誰も勧めません．人工呼吸器はほかの福祉用具とどう違うのでしょうか．人工呼吸器は高価で大袈裟な機械で，一般的に馴染みが薄いという特徴があります．主婦として家族の世話をしてきたケイコさんは，現在家族の世話になっていることで負い目を感じています．人工呼吸器を装着するということは家族の世話になる期間を延長することです．

自律尊重

シナリオ5のつづき

　ある日，ケイコさんのケアのために訪問したヘルパーが，人工呼吸器をつけることは当然のことだと言いました．人工呼吸器を装着することによって，ケイコさんのケアが特別大変になることはないし，最近は人工呼吸器を装着する人が増えたので品質もよくなったと言うのです．医療スタッフは回復の見込みのある患者にはすぐに呼吸器を装着するのに，回復しない進行性の病気の患者には呼吸器を装着したがらないことはおかしいと，ヘルパーは強く主張しました．さらに，女性は男性よりも呼吸器を装着せずに亡くなる人が多く，これは男女不平等なのだとも言いました．ケイコさんは「呼吸器を装着しようかな」と思うようになってきました．

質問5-2 ケイコさんの考えが変わったのはなぜだと思いますか．

あなたの考えを書きましょう．

　ある製品の利用者が増えれば，その製品の品質は向上し，安価になり，メンテナンスなどのサービスも利用しやすくなります．ケイコさんのような人々が人工呼吸器を装着することの効果は，ケイコさんの延命だけではありません．ケイコさんはこれまで，家族のために一生懸命働いてきたと思っています．世の中の女性たちもきっとそうです．主婦は夫や子どものために自分が働けなくなったことを，とても情けなく思い，これ以上家族に迷惑はかけられないと思うようです．しかし，自分の夫や子どもがALSになったら，人工呼吸器をつけて少しでも長く生きてほしいと思うでしょう．中高年になってALSのような進行性の難病になると，男性は人工呼吸器を装着して長生きし，女性は装着せずに早く亡くなるというのは，男性優位社会を反映しているということです．開発途上国では，男児の出生数が先進国に比較してきわめて高くなっています．男児誕生を歓迎し，女児を育てることを放棄する親が多いのです．女は無理をして上の学校へ行かなくてもよいという人もいます．しかし，現代では男女平等が強くうたわれています．性別のちがいによって命の大きさに変わりはないのです．そのため，人工呼吸器の使用にも男女差はない

はずです．ケイコさんも自分が人工呼吸器を装着することの意味を広く深く考えるようになったのでしょう．家族はかけがえのない存在です．本当にどうしたいかを，じっくりとみんなで考える必要があります．

シナリオ6

　看護師のアケミさんは，海外旅行を1週間後に控えたある日，腹痛のため受診しました．医師は胆のうがんの疑いがあると診断しましたが，本人には「胆のう症なので，検査のために入院し，その後手術する必要があるかもしれない」と説明しました．アケミさんは胆のう症なら大丈夫だろうと考え海外旅行に行き，帰国後も病院には行きませんでした．5カ月後に病状が悪化して入院しましたが，すでに手遅れでした．半年後にアケミさんは死亡しました．

> 質問6-1　アケミさんの死は避けられたと思いますか．どうすればアケミさんは手遅れにならずに治療を受けることができたでしょうか．

あなたの考えを書きましょう．

　病院や診療所へ行って医師の診察を受けるかどうかは，個人の自由です．少し具合が悪いだけで受診する人もいれば，なかなか受診しない人もいます．医師の言うことに従う人もいれば，従わない人もいます．薬でさえ，飲んだり飲まなかったりということがよくあります．医師の言うことに従うことをコンプライアンスといいます．コンプライアンスを高めるために，説明の仕方などが工夫されています．

自律尊重

　アケミさんは看護師です．胆のう症だという医師の診断は信じましたが，手術という処方は信じなかったのでしょう．知識があるために自己流の判断をして，腹痛という症状を軽くみてしまったのです．アケミさんにもっと知識があれば，海外旅行から帰った時点で再受診したかもしれません．アケミさんが慎重な性格だったら，海外旅行を中止して手術したかもしれません．また，もしも医師が真実を伝えていれば，アケミさんは入院したとも考えられます．

> **質問6-2** なぜ医師はアケミさんに胆のうがんの疑いではなく，胆のう症と嘘をついたのだと思いますか．

あなたの考えを書きましょう．

　医師は，「がん」という言葉によって患者がショックを受けることを心配して，詳細な検査をした後に患者に正確な病名を告げようと考えたのでしょう．一般に医師は，患者の症状には関心がありますが，生活については関心をもつ必要がないと考えています．腹痛を訴える患者が，何の病気で腹痛なのかを解明すること，つまり正しい診断をすることが医師の主な仕事です．腹痛を抱えて，どのような仕事をしなければならないのか，休みはとれるのか，ましてや海外旅行の計画があるのかなどは，医師にとってはまったくの関心外です．もし医師がアケミさんの生活やこれからの予定について質問していたなら，初めから正確な病名を告げたかもしれません．

　自律尊重は，自分のことは自分で決めることのできる自由な社会の中で，みんなが大事にしたい原則です．強い人の道具として弱い人が扱われたり，社会の圧力によって不本意な行動や決断をするしかないような状況を，減らさなければなりません．しかし，自分だけの判断では，不本意な結果を招くこともあるので，他人の意思や必要な情報を得てから，自分の意思で決定することが大切です．

第2章　倫理学と倫理原理

▶ 無加害

　無加害（nonmaleficence）とは，人を傷つけないことです．初めて科学的医術を導入したといわれるギリシャの医師ヒポクラテス（Hippocrates，紀元前5世紀）は，医業は神から与えられた使命であり，医の知識は先生から弟子へと受け継ぐべきもので門外不出だと考えていました．したがって，患者が意気消沈してしまうようなことを言って，患者に害を与えてはいけないと考えたのです．ヒポクラテスの誓いは，現在でも医の倫理の基本的考えとして尊重されています．

シナリオ7

　総合病院に勤務する診療放射線技師のウチダさんは，放射線治療を担当しています．50分の放射線治療後に患者は「5分ですむと言われたのに」と言いました．ウチダさんは患者に謝り，後で医師に「患者に嘘を言っては困る」と抗議しました．すると医師は「あの患者は心配性だから，5分ですむと言わないと治療を拒否するかもしれないから」と言いました．

　質問7-1　必要な治療を受けさせるために嘘をつくことはよいことでしょうか．あなたが患者だったら嘘をついて治療を受けさせてほしいですか．

あなたの考えを書きましょう．

　医師は，患者の病気を治療することが最もよいことだと考えています．思ったとおりの治療を実施するためには，悲観的な患者には軽症だと言い，楽観的な患者には病状を大袈裟に言うことがあります．結果的に患者の病気が治れば，それを非難する人はいないかもしれません．また，

医師が知っている限りの知識や情報をすべて患者に伝えたら，ほとんどの患者は不安になることも考えられます．

多くの人は，病気になると気が弱くなり，医師が話す専門用語を理解したいと思うよりも，早く治してほしいと思います．治療が終わった後で医師から真実を聞かされたときに，「最初から本当のことを聞いていたら治療を受ける勇気がなかっただろうから，よく嘘をついて騙してくれました」と，病気が良くなった場合は，医師に感謝するでしょう．

しかし，思ったように病気が治らなかったり，治療の結果について患者が満足しなかったならば，医師が嘘をついて治療を受けさせていたことは問題になります．患者に余分な心配をさせたくなかったという医師の動機は，患者を傷つけないためという理由がありますが，それだけでは嘘をついて治療を受けさせたことが正しいとはいえません．

質問7-2　あなたが，医師の立場だったらどうしますか．

あなたの考えを書きましょう．

5分と言われたのに50分かかったというのは，ひどい話です．待合室で診察を何時間も待つことが当たり前のような場合もあるようです．予約時間が守られないという話もしばしば聞きます．医療の世界では，人の命や病気の治療が大切であり，時間はあまり重要ではないのかもしれません．近年福祉分野では民間事業所の参入が進み，一般企業並みの時間感覚も取り入れられるようになり，保健や医療の分野にも，契約や効率性という考えが重視されるようになってきました．「患者に心配をかけることは害だ」という考えは，見直される必要があるのではないでしょうか．不安や心配を抱えながらも，専門家や家族・友人のサポートを得て，治療に取り組むことを望む人が増えることも予想されます．

第2章　倫理学と倫理原理

シナリオ8

　脳卒中により右半身が麻痺してしまったヒロシさんは，身の回りのことが一人でできるようになったので，病院を退院して自宅に帰りたいと考えています．しかし，別居している息子たちは，ヒロシさんが一人暮らしを続けることに反対です．再発したり，転倒したときに，すぐに対処できるように施設に入所するようにヒロシさんを説得しています．理学療法士も，やっとここまで回復したヒロシさんが，安全に暮らせる施設での生活を強く勧めています．

質問8-1　家族や理学療法士は，なぜヒロシさんの希望を聞き入れようとしないのでしょうか．

> あなたの考えを書きましょう．

　病院で食事やトイレが一人でできたとしても，家で一人暮らしを始めたら，食事の用意をしたり，風呂を沸かしたりしなければなりません．すべてを自分一人で行うのは大変なので弁当や菓子など偏ったものを食べ，風呂にも入らず，家の中に引きこもって生活することになるでしょう．その結果，ヒロシさんの身体はますます動かなくなる可能性があります．また，病院には看護師などの職員がいるので，ヒロシさんが転倒してもすぐに対応ができます．しかし一人暮らしでは，転倒したり脳卒中が再発した場合に，対応する人は誰もいないのです．ヒロシさんが一人暮らしをすることによって，今より悪い状態になることが予想されます．いくら本人が望んでも，それが悪い結果になることがわかっているならば，止めなければなりません．

| 質問 8-2　ヒロシさんが被る害を防ぐ方法を考えてみましょう.

> あなたの考えを書きましょう.

　ヒロシさん自身は自分の家で一人暮らしをすることを望んでいるだけで，その結果起こる害については考えていません．本当に一人暮らしができるのかを検討するために，まずヒロシさんが病気になる前の生活で，どのような食生活を送っていたかを調べる必要があります．その食生活を今後も続けるかどうか決めたら，それをヒロシさんができるかどうかを調べます．簡単な調理をしていたならば，ヒロシさんが調理をできるかどうか，作業療法室の台所などで観察してみるとよいでしょう．ヒロシさんが調理をすることが無理ならば，配食サービスが利用できるかどうか調べてみましょう．入浴についても，ヒロシさんの家の浴室を調べる必要があります．風呂の掃除ができるかどうか，浴槽の出入りができるかどうか，ヒロシさんの家の浴室で調べなければなりません．もし，家の浴室を使うことができなければ，デイサービスなどで入浴サービスを受けることができるかどうかを検討することになります．また，家族や近所の人たちの援助を受けられるかどうかも重要なポイントです．一人暮らしといっても，まったく誰とも会わずに生活するわけではありません．人が助け合って生活しているのが，私たちの社会です．介護保険などの公的なサービスによるサポートもありますし，家族，友人，隣近所など，人間によるインフォーマルなソーシャルサポートもあります．

　保健，医療，福祉は，人を幸福にするために存在するものなので，害を加えないことが原則です．しかし，害とは他人が一方的に決めることではなく，本人が傷つき，苦しむことが害なのです．

善 行

　善行（beneficence）とは，人のために最善を尽くすことです．病気を予防すること，治療すること，健康を回復させること，心を癒すこと，痛みを緩和することなど，善行は保健医療従事者がよい行いをするための基本的な原理です．英国の哲学者ミル（John Stuart Mill, 1806-1873）は，「善し悪しの基準は，最大多数の最大幸福である」と述べました．幸福は快楽，不幸は苦痛です．つまり，大勢の人が楽しくなることがよいことで，大勢の人が苦しむことが悪いことだという考えです．楽しさが増え，苦しさが減ることがよいのです．この考えは功利主義と呼ばれ，結果を重視する考えかたです．功利主義は当事者だけの幸福ではなく，関係者全体の幸福を考えます．一方，カントは行為の善し悪しの基準は，その行為が人としてすべき行いであるかどうかによって決まると考えました．カントの考えでは，行為の動機を重視します．

シナリオ 9

　看護学生のミホさんはボランティアとして，筋ジストロフィーのクミコさんと一緒に旅行をする会に参加しました．この会は 7 年前にクミコさんの家族や友人が立ち上げたもので，現在は参加者が 30 名近くになっています．旅行の前日，ミホさんはクミコさんの様子を見て，疲れているのではないかと思いました．旅行をキャンセルしたほうがよいかどうかクミコさんに聞くと，「楽しみにして盛り上がっているみんなに悪いので，疲れているように見えたらうまく隠してほしい」と言いました．ミホさんの配慮で，クミコさんの疲れがほかの人に知られることはなく，みんなは大喜びでした．

質問 9-1　ミホさんはよいことをしたのでしょうか．

あなたの考えを書きましょう．

善　行

　ボランティアをする人には，他の人のために何かよいことをしようという意思があります．誰も喜ばないことをした場合にはボランティアとはいえません．クミコさんは，障害をもつ自分のために，みんなが集まってくれることをうれしく思っているようなので，ボランティアはよいことをしているといえます．しかし，クミコさんは体調が悪くてもボランティアをがっかりさせないために旅行に行き，疲れを隠そうとしています．これはクミコさんにとってつらいことです．したがって，ボランティアはクミコさんにとってよいことをしているとはいえません．

　ミホさんは看護学生なので，ほかのボランティアよりも敏感にクミコさんの変化に気づくことができました．そして，クミコさんの要望どおり，クミコさんの疲れがほかの人に知られないように努力したのです．クミコさんは自分の要望が叶ってうれしかったでしょう．そうであるならば，ミホさんはよいことをしたことになります．

　しかし，クミコさんが疲れないように，ミホさんとも話し合って旅行の日程や旅程を変更することもできました．ボランティアはクミコさんが喜ぶだろうと思って旅行に参加しているのですから，クミコさんの体調によって旅行の予定が変更になっても怒る人はいないはずです．当事者も周囲の人々もともに満足できるように考えていくことが大切なのです．

質問 9-2　この旅行によって得られる幸福とは何でしょうか．

> あなたの考えを書きましょう．

　7年間にわたって続いている旅行には，さまざまな意味があると思います．「障害をもった子どもが生まれるのは先祖のたたりだ」などと考えられた時代には，家族は障害者を世間から隠そうとしました．障害者の社会参加が推奨される時代になっても，車いすを利用していたり，ケアが

第 2 章　倫理学と倫理原理

必要な障害者は気軽に外出できない状況は続いています．クミコさんたちが旅行をするのは，障害者がほかの多くの人と同じような生活をするのが当たり前だという考えを世の中に広めていくという意味がありました．クミコさんたちの旅行によって，障害をもつ人々が自分も旅行をしてみようと思うようになり，その旅行を援助しようと思う人々が増え，旅行先では，障害者に対するさまざまな配慮が行われるようになります．

　私たちの住む地域にはさまざまな人々が暮らしています．障害者も当たり前の普通の生活ができるという考えはノーマライゼーション（normalization）と呼ばれます．クミコさんの親は子どもを普通に育てたいと思っています．歩けなくても車いすを使えば移動できます．クミコさん一人ではできないことも，ほかの人の援助があれば行うことができます．旅の情けは世の情け，助け合いながらみんなで旅行に行くことは，普通のことだと考えているのです．

シナリオ 10

　薬剤師のマコトさんは，同僚が調剤する薬の量を間違えていることに気づきました．同僚から私生活での悩みを相談されていたマコトさんは，同僚のミスを隠しました．同僚のミスを隠したマコトさんに，同僚はとても感謝しました．マコトさんは誤った量の薬を飲んだ患者のことが少し心配でしたが，1週間経っても何も起こらないのでほっとしています．

質問 10-1　マコトさんはよいことをしたのでしょうか．

あなたの考えを書きましょう．

公正（正義）

　同僚はマコトさんに感謝しているので，同僚にとってマコトさんは一時的にはよいことをしたといえます．しかし，マコトさんも同僚も，薬についての専門職です．患者の利益のために最善を尽くさなければなりません．患者の利益を最優先に考えれば，同僚のミスに気づいた時点で患者に知らせる必要があります．少しでも早く患者に正しい量の薬を提供する義務があるのです．

　ところがマコトさんは薬の知識があるため今回の場合は，間違った量の薬を飲むことが，患者の重大な不利益にはならないだろうと予測できました．ここで同僚のミスが公になると，同僚はますます落ち込み，もっと重大なミスをするかもしれません．同僚が仕事を辞めることになれば，残った人の仕事の負担が増え，マコトさんやほかの同僚もミスを犯してしまう危険があります．ここはマコトさんが同僚のミスをかばい，同僚の仕事の仕方に注意しながら様子をみることのほうがよいだろうとマコトさんは判断したのです．

　同僚の悩みが解消し，マコトさんも同僚も薬剤師として最善を尽くして仕事ができるようになったならば，マコトさんの判断は正しかったといえるかもしれません．しかし，同僚がマコトさんの知らないところでミスを繰り返したとしたら，マコトさんは防げたはずのミスを防がなかったことになります．マコトさんが同僚のミスを知った時点で，これを明らかにして，同僚や上司と相談してミスが再発しないような対策を講じることができたのです．

　マコトさんは，人のためによい行いをしようという動機がありましたが，患者よりも同僚のためによい行いをすることを優先してしまいました．シナリオ9のミホさんもクミコさんの希望に沿ったとはいえ，旅行に同行する人たちのための判断をしたといえます．関係者すべてにとってよい行いになるということはきわめて稀ですから，誰にとってよいことなのかを考え，何を優先するのかを考えて行動する必要があります．

　よい行いかどうかは動機だけで決まるものではありません．よいことだろうと判断して行った結果，何が起こったかをみていく必要があります．結果は即座に現れることもありますが，長期的に現れることもあります．同僚のミスを見て見ぬふりをするということが，最初はとても苦しいことであっても，次第に慣れてしまう場合があるのです．医療事故を防ぐために，たとえ小さなミスであっても報告することが奨励されているのは，大きな事故を防ぐことにつながるからです．

公正（正義）

　公正〔正義（justice）〕とは，年齢，性別，人種，能力，財産，社会的地位などで人を差別せず，平等，公平を実現することです．

　1960年，シアトルのワシントン大学に血液透析シャントを必要とする患者に対して，透析の機械が足りませんでした．当時は，人工透析法が開発されたばかりで，大勢の人が腎不全で死亡していました．誰を優先して治療するべきかを決定することはきわめて難しい問題でした．判断が偏らないように，さまざまな立場の一般市民7名から構成される病院倫理委員会が設置されました．この委員会では，透析が受けられる患者を最初はくじによって決めようとしましたが，患者の年齢，性別，婚姻の有無，扶養者の人数，収入と財産，精神的安定，学歴，職業，将来性，ワシントン市民かどうかが問題になりました．最終的には，自宅が遠方にあるために通院できず引越しの費用が出せない主婦，資産のある薬剤師，職業継続が困難な航空整備士は除外され，教会活動に熱心な小規模企業経営者と，障害をもつ労働者の職場復帰に熱心な事務所で働く会計士が

第2章　倫理学と倫理原理

透析を受ける患者として選ばれました．

　この委員会の判断は，社会的価値によって人間を差別していると批判されました．さらに，戦争や宇宙計画にはお金を出しても，透析にはお金を出さない政府を批判する声も大きくなりました．そして米国では1973年までに，日本でも1972年には，透析が必要な人は自己負担なしで治療を受けられるようになりました．

シナリオ11

　福祉施設で働く作業療法士のカオリさんは，入所者にコンピュータの使いかたを指導しています．コンピュータを利用することによって，施設で暮らす障害者の生活がずいぶん広がっています．ところが，最近コンピュータを使いたい人が増えてきて，コンピュータの台数が不足するようになりました．カオリさんは，一人1回1時間，1週間に10回というルールを提案しました．しかし，作業スピードが遅い人や，期限までにしたいことがある人から，不公平だという不満が出ました．同じ時間使うということではなく，必要な人が必要なだけ使えることが公平だと言うのです．

質問11-1　公平な決定をするためにはどのようなことを考慮する必要があるでしょうか．

あなたの考えを書きましょう．

公正（正義）

　限られた資源を必要な人に正しく配分するということは難しいことですが，よりよい理由をもって，正しい配分を考えていくことが重要です．「子どもだから」「高齢者だから」「女性だから」「少数民族だから」「能力が低いから」「貧乏だから」「社会的地位が低いから」という理由で，不当な不利益を受けることがないように考えていかなければなりません．

　資源の配分には見えない力が働いています．集団や組織で権力をもつ人の意思や，集団の構成員の価値観が反映しています．現存する社会を動かす力をもっている人は誰なのかを，しっかりと見極め，偏った判断がなされないように注意する必要があります．さらに，民主主義社会を構成する一員として，資源の配分について関心をもち，意見を主張していく必要があります．また，必要な資源を増やし，公正な社会を作り上げていく決意と行動が求められます．

シナリオ 12

　サクラちゃんは生まれつき障害があります．小学校に入学するまでは自宅から通園施設に通っていましたが，障害児のために準備された小学校へ通学するので，寮で暮らさなければならなくなりました．大好きな家族や友だちから離れ，かわいがってくれた近所の人たちとも，ほとんど会うことがなくなりました．

> 質問 12-1　サクラちゃんが家族と離れて暮らさなければならないのは，仕方がないと思いますか．

あなたの考えを書きましょう．

第2章　倫理学と倫理原理

　障害児は特別な学校へ，卒業したら障害者のための職業訓練を受けて，障害者のための施設で働くということを誰が決めたのでしょうか．サクラちゃんの親はサクラちゃんを障害児として育てなければならないのでしょうか．障害児のために準備された小学校は障害児が勉強しやすいように整備されているといいますが，サクラちゃんにとってはよい環境なのでしょうか．サクラちゃんの個人としての権利が尊重されるべきです．

シナリオ12のつづき

　サクラちゃんと家族は，自宅近くの中学校へ通えるように交渉を始めました．地域の人たちの応援もあり，サクラちゃんは自宅から中学校へ通えるようになりました．クラスメートもいろいろ協力しました．しかし中学3年生になると，クラスメートのほとんどは受験で忙しいからという理由で，サクラちゃんの手伝いをすることを避けるようになりました．同じ人ばかりに手伝ってもらうことに対して，サクラちゃんは申し訳なく感じています．

質問12-2　あなたがサクラちゃんのクラスメートだったらどうしますか．

あなたの考えを書きましょう．

公正（正義）

　サクラちゃんの手伝いをするクラスメートが，進んで行っており，これを負担に思っていないならば，サクラちゃんが申し訳なく感じる必要はありません．しかし，サクラちゃんの手伝いを負担だと感じ，自分ばかりが負担を負っているのは不公平だと思っているならば，問題です．みんなで話し合って，よりよい解決策を考える必要があります．

　倫理原理は，よい行いを導くための規範として，長い年月の中で選び取られてきたものなので，この原理に従って行動しようと努力することは大切です．しかし，この原理に従う行動の選択肢が複数あることもあります．また，異なる原理に導かれる行為が相反することもあります．このように，よいことが簡単には見つからず，行動の選択肢がいくつかあるけれども，そのどれをとっても，完全によいとはいえないような難しい状況を，倫理的ディレンマと呼びます．倫理的ディレンマにおいても，可能性のある選択肢の中で，お互いに納得のいく決断をするために，さまざまな角度から検討することが重要です．そのためには，一人であっさり決めてしまわずに，異なる意見をもつ人々と，心を開いて話し合うことが必要です．考えられる限り広範囲に考え，それぞれの選択肢の長所，短所を知ったうえで，結果を予測して最良の決断をすることが望まれます．

第3章
生命倫理学の重要概念

第3章　生命倫理学の重要概念

　生命倫理の問題を考える際に，いくつかの概念を知っていると便利です．治療者と患者，研究者と研究対象者の間では，よく説明して納得してもらうこと，つまりインフォームド・コンセントが重要です．その際に，治療者や研究者は，患者や研究対象者を弱い立場にあると思い，勝手に判断してしまうというパターナリズムに陥りがちです．また，倫理的に難しい判断を必要とする治療や研究では，さまざまな立場の人がそれぞれの見解を持ちよって議論する倫理委員会が必要です．現代の倫理議論では，自律尊重という倫理原理が重視され自己決定重視に偏りがちですが，共同体主義の考えも同時に考慮したほうがよいという意見もあります．倫理問題を考える基本的な立場として功利主義と義務論も紹介します．さらに，近年話題になっている個人情報保護につながるコンフィデンシャリティ（秘密保持）という概念も大切です．

▶ インフォームド・コンセント（informed consent）

　インフォームド（説明を受けて理解する）とコンセント（同意，拒否，委任の選択権を行使する）は，保健・医療・福祉サービスを利用する人，および研究の被験者になる人の権利です．インフォームド・コンセントが広く認められるまでには，医療における不幸な出来事があり，その裁判での判決によって人々の理解が進んできたのです．

　1905年，米国で40歳の主婦がてんかんの治療を受けました．医師は患者の将来のことを考え，患者には伝えずに子宮と卵巣を摘出してしまいました．判事は，患者の同意なく行う手術は侵襲行為であり，傷害罪にあたると判断しました．それから10年ほど経ってから，子宮筋腫と診断された女性が，手術を拒否したにもかかわらず，医師は手術をしました．この裁判は，シュレーンドルフ裁判と呼ばれ，カルドーソ判事は，「成人で健全な精神の持ち主は，自分の身体になされることに関して決定する権利をもつ」という考えを示しました．こうして，治療として行われる事柄について，患者が同意を与える必要があるという同意要件が認められました．

　第二次世界大戦中には，ナチス・ドイツ医師による人体実験が行われました．研究の際に被験者の自発的同意が絶対に必要であると明言しているニュールンベルグ綱領（資料参照）は，ナチスの医師たちが裁かれた後に発表され，現在まで高く評価され続けています．被験者は，実験の目的・方法・危険性などの説明を受けて同意を与える能力をもち，束縛や強制を受けず，自由な選択権を行使できることが，人体実験正当化の条件になることを明確に示しています．

　1950年代の米国では，腹部大動脈血管造影を受けたある男性患者は，その処置の翌日から両足を動かすことができなくなりました．このときの裁判で，インフォームド・コンセントという言葉が初めて使われました（サルゴ裁判，1957）．ブレイ判事は治療に伴う危険性の説明には，「インフォームド・コンセントに必要な事実を全部開示し，同時になんらかの裁量を行う必要がある」と述べました．治療として行われる事柄について，患者が同意を与える前に説明することが必要だという説明要件が明示された一方で，どの程度説明するかについては医師が決めるという医師中心基準が採用されたのです．

シナリオ13

　サチコさんは直腸がんの手術をしました．サチコさんは副作用の強い，効果が確実でない抗がん剤の使用を拒否したいと考えていました．医師は「抗がん剤の副作用はわずかなものなので，

インフォームド・コンセント（informed consent）

主治医である自分の意見を受け入れてほしい」と言いました．抗がん剤の使用が始まり，サチコさんが強い吐き気と食欲不振を訴えると，医師は「心理的なもので副作用ではない」と言いました．

> 質問 13-1　医師の説明は適切だと思いますか．あなたがサチコさんの立場なら，どのような説明が必要ですか．また，どのような同意を与えると思いますか．

あなたの考えを書きましょう．

　サチコさんは医師の説明にまったく納得していません．医師は一方的な説明をしており，コミュニケーションをとっているとはいえません．医師はサチコさんが望む情報を提供する義務があり，サチコさんは医師の説明を求める権利があるのです．

　過去の裁判では，どのような説明が必要なのかが問われてきました．乳房摘出手術の後，コバルト照射を受けていた女性が大やけどを負うという事件がありました．女性は放射線医から説明を受けて同意を与えていましたが，大やけどをしたのは放射線医の説明不足が原因とされました（ネイタイソン裁判，1960）．このときの裁判では，説明を適切に行うことの必要性が認められましたが，医師中心基準であることには変わりがありませんでした．その後，背中の痛みを取り除くために椎弓切除術を受けた患者が，ベッドから落ちて下半身麻痺となりました．医師は麻痺が起こる可能性について説明をしていなかったのです．このときの裁判では，一般的に患者が知りたいと思う事柄について説明するべきだという常識的患者中心基準が示されました（カンタベリー裁判，1972）．

第3章　生命倫理学の重要概念

米国大統領諮問委員会は，医療の意思決定に関する考えを発表しました（1982）．
- インフォームド・コンセントは法的基盤をもつとともに倫理的義務である．
- 倫理的に妥当な同意は，相互の信頼と参加に基づく共同の意思決定の結果，得られる．
- 多様な価値観をもつ人々でも，情報・選択・決定についてのコミュニケーションを求める普遍的欲求をもつ．
- 一時的に判断力を失っている患者に代わって意思決定する人は，患者が望んだであろう決定をすべきである．
- 情報の提供は，患者が望まない場合や患者の福利に悪影響を及ぼす場合のみ，控えられる．
- インフォームド・コンセントは，意思決定の手段であり，目標である．

　以上のような考えは，その後に発表された患者の権利章典などに引き継がれていきました．
　治療法，成功の可能性，副作用などについて書かれた文書を読み，医師から説明を聞き，同意書にサインをすることは，インフォームド・コンセントの法的側面であるといえます．これは一回のやりとりで終了するので，イベントモデルということができます．インフォームド・コンセントの法原則には，適用除外があります．緊急事態，同意能力がない，治療上の特権（裁量権）が必要な場合には，インフォームド・コンセントを行わないことが法的には認められます．説明文書も用意せず，患者のサインもない場合には，法的にはインフォームド・コンセントが行われたとはいえません．
　一方，説明文書があり同意のサインがあっても，倫理的にはインフォームド・コンセントが行われたかどうかはわかりません．インフォームド・コンセントの理念は，患者が自分に対して行われる治療についてよく理解し，納得して治療を受けることを求めるからです．一回限りの説明と同意は，法的には十分であったとしても，倫理的には不十分だといえます．つまり，治療の途中でも，患者が疑問を感じたときに質問し，医師から説明を受け，同意や選択をしていくことが必要です．医療者は裁量権を行使せず，クライアントとのコミュニケーションをとおして，共同で意思決定をしていきます．これは医療行為のプロセス全体をとおして行われるので，プロセスモデルと呼ぶことができます．米国の精神科医カッツ（Jay Katz）は，対話型インフォームド・コンセントを提唱しました（「The Silent World of Doctor and Patient」，1984）．カッツの主な主張は次のとおりです．
- 伝統的な医療の世界は沈黙の世界である．
- インフォームド・コンセント原理は，意思決定過程におけるクライアント不在の奇妙さに気づかせた．
- 医療者とクライアントは，対話を続けつつ共同で意思決定を行い，結果も共有する．
- 決断あるいは決定の共有が必要なのは，医学がもつ数々の不確実性のゆえである．
- 決断の共有は，不確実性を相互に確認し，最善を尽くした結果についての責任の分担を意味する．

　この考えは，知識や技術が専門家のものであり，知識や技術の恩恵を受けるだけのクライアントには責任がないという従来の考えとは異なります．情報が多く，結果が不確実な場合には，その結果の影響を受ける当事者と専門家が共同で方針を決定し，その結果の責任も共同で引き受けるという新しい提案です．

インフォームド・コンセント（informed consent）

シナリオ 14

　ユミコさんは関節リウマチのために手足の関節が十分に動かないので，自助具を使っています．ある日，担当の作業療法士から新しく開発された自助具の有効性を調べる研究への協力を依頼されました．ユミコさんは研究の目的や方法が書かれた説明書を読み，同意のサインをするように言われました．説明書には難しい言葉があり，たくさんのことが書いてありました．ユミコさんは，説明書を十分に読まないまま，普段お世話になっている作業療法士からの依頼なので同意書にサインをしました．

質問 14-1　研究に協力したユミコさんに，今後どんな事柄が起こる可能性があると思いますか．

あなたの考えを書きましょう．

第3章　生命倫理学の重要概念

　新しく開発された自助具を使用しはじめたユミコさんは，それが役に立ってうれしく思うかもしれませんが，この自助具を使うことが負担で嫌な気持ちになることも考えられます．普段世話になっている人からの依頼だということで，研究協力を中止したいと言い出しにくいと感じるかもしれません．
　実験の被験者になったり，研究に参加して情報を提供するような場合にも，インフォームド・コンセントが必要です．

> **質問 14-2**　どのような説明があれば，ユミコさんは安心して研究への協力に同意できると思いますか．

あなたの考えを書きましょう．

　研究への参加のインフォームド・コンセントに含まれるべき主な情報は，次のとおりです．
- 研究の目的，方法，期間．
- 研究に参加するかどうかの決定は自由意思であること，研究参加を拒否しても不利益を受けないこと，一度同意しても撤回できること．
- 研究参加により期待される利益と起こりうる危険や不快な状態．
- 個人情報を保護すること．
- 研究の成果が公表される可能性があること．
- 苦情の申し出先．

　人を対象とした研究に必要なインフォームド・コンセントの必要性は，ナチス・ドイツによる人体実験を行った医師たちの裁判の後に発表されたニュールンベルク綱領で明言され，世界医師会ヘルシンキ宣言（資料参照）などで，詳細が決められています．日本では厚生労働省や文部科学省が指針（資料参照）を示しています．

インフォームド・コンセント（informed consent）

シナリオ 15

　サトウさんは小学校教師です．重度な障害があり，遠足や修学旅行に行くことができなかった子どもたちと一緒に旅行に行くことを提案しました．サトウさんは，子どもたちに親と離れて旅行に行くという経験をさせたいと考えています．人工呼吸器を装着している子どももいるので，看護師の資格をもつ友人に同行を依頼しました．ある親が，子どもの体調が急変することを心配して，旅行に行くことには反対だと言いました．

質問 15-1 サトウさんはどうしたらよいでしょうか．どうすれば，子どもたちが旅行に行くことを，親と共同で決定することができるでしょうか．

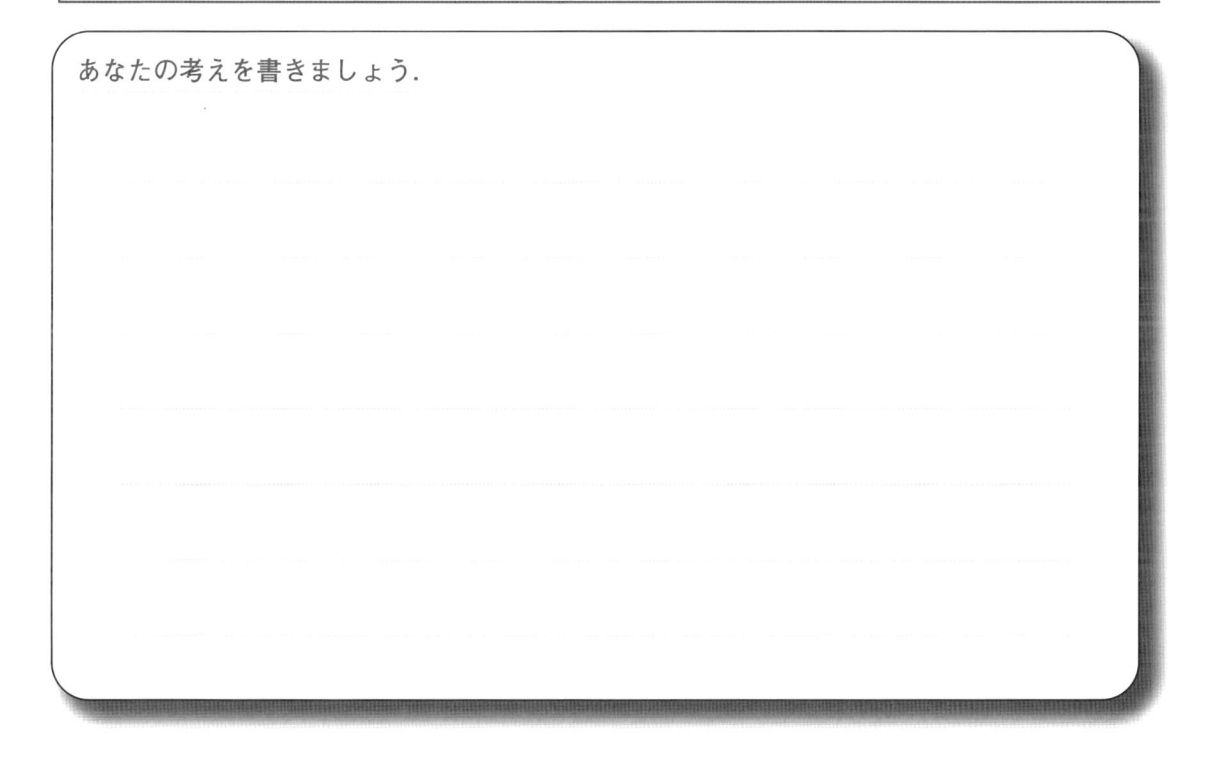

あなたの考えを書きましょう．

　民主主義とは，社会を構成している一人ひとりが，不当に差別されることなく意思決定に参加することです．封建制度の社会では，一部の裕福な男性だけに選挙権が与えられていましたが，現代では一定年齢以上の男女が選挙権をもっています．米国の哲学者デューイ（John Dewey, 1859-1952）は，「コミュニケーション，共有，共同参加こそ道徳的な法則および目的を普遍化する唯一の現実的な道である」と述べました．みんなで決め，共通の問題について考え，取り組んでいくところに善があると考えたのです．結果が不確実で，しかも結果が大きな影響を与えるような事柄について，関係者が対話をとおしてよりよい判断をしようと努力することが大切です．

　このケースでは，サトウさんと子どもの親たちと同行する看護師とで話し合う場をもつことが必要です．サトウさんは同僚の教師に相談して知恵を得ることができるかもしれませんし，類似の活動を行っているグループと連絡を取り合うことで，よい方法が見つかるかもしれません．看

第3章　生命倫理学の重要概念

護師は予測される医学的問題について具体的に対応策を提案することができるでしょうし，親たちは自分の子どもについての情報を提供するとともに，親としての思いを語ることができるでしょう．漠然とした不安は，具体的な情報を得ることによって焦点化されます．チャレンジするときのリスクと利益について，具体的に考えて決めることができます．

▶ パターナリズム（paternalism）

　パターナリズムとは，高度な専門知識をもつ医師を父（pater）に，病んで助けを求める患者を子どもになぞらえ，父が子どもにするように，医療者が患者の利益を考え，患者の意向を確かめずに医療を行うことです．インフォームド・コンセントに関連する裁判の中で，医師の裁量権が認められてきたのは，このパターナリズムのためです．

シナリオ 16

　ナオミさんは 37 歳の画家です．20 年前に両親は他界し，父親の友人であるアサイ夫妻と同居しています．夫妻には子どもがなく，ナオミさんはアサイ夫妻の支援で，画家として成功しました．ナオミさんが頭痛のため検査をしたところ，回復の見込みのない脳腫瘍だということがわかりました．医師はナオミさんに病名を告げることで芸術活動に影響が出ることを心配して，病名をアサイ夫妻に告げました．夫妻は，ナオミさんに生きる希望を失ってほしくないので，病名を隠し続けることを病院側に希望しました．

質問 16-1　医師の判断は正しいと思いますか．

あなたの考えを書きましょう．

パターナリズム (paternalism)

　病名を知ることによって，落ち込んで仕事に支障が出ることや生きる希望を失くすことを心配して病名を隠すというのは，相手を思いやっての行為であり，パターナリズムといえます．しかし，37歳の画家にとって，病名を隠すことが思いやりであるといえるでしょうか．

シナリオ 16 のつづき

　ナオミさんは純粋で，子どものような性格だと思われていました．体調のよい日は絵を描いていました．「いつになったらよくなるの？」というナオミさんの質問に，医師も看護師もアサイ夫妻もナオミさんの友人たちも「もう少しの辛抱」と答えました．ナオミさんの体調は悪化し，おしゃべりだったナオミさんは無口になり，息を引き取りました．アサイ夫妻はナオミさんの回顧展を開き，病院スタッフや友人たちに，最後までナオミさんの病名を隠し続けてくれたことを感謝しました．

質問 16-2　アサイ夫妻は正しいことをしたと思いますか．

あなたの考えを書きましょう．

第 3 章　生命倫理学の重要概念

　アサイ夫妻の希望どおりに，ナオミさんは病名を聞かずに亡くなりました．これは，アサイ夫妻が信じる正しいことかもしれませんが，ナオミさん本人にとって正しいかどうかはわかりません．ナオミさんにとって正しいかどうか，どうやって知ることができるのでしょうか．それまでの人生の中で，ナオミさんが映画やドラマで若い人が病気で亡くなるシーンを見たときや，死に逝く知人を見舞ったときに，どのような感想を話したかなど，ナオミさんの言動から死に対してどう考えていたかを予測できる場合もあります．「人生は長さではない」「今を精一杯生きたい」と語っていたなら，病名を知りたかっただろうと予測できます．「死ぬのは怖いから，考えたくない」と語っていたなら，病名を隠すことは正しかったかもしれません．しかし，実際に死に直面していないときに，自分の死について本気で考えることはできません．一度も経験していないことについて考えるのは難しいからです．

シナリオ 16 のつづき

　ナオミさんの回顧展の最終日，アサイ夫妻のもとに海外から帰国したばかりのナオミさんの恋人が現れました．恋人はナオミさんの病名を知りませんでした．恋人は「何も知らされずに亡くなったナオミさんがふびんだ，残された時間をナオミさんと一緒に過ごしたかった」と号泣しました．

質問 16-3　ナオミさんに病名を隠し続けたことは，誰のためだったのでしょうか．

あなたの考えを書きましょう．

パターナリズム（paternalism）

　ナオミさんに恋人がいたことをアサイ夫妻は知りませんでした．アサイ夫妻が知らないナオミさんがいたということです．パターナリズムを正当化する条件の一つは，その人のことは全部わかっているという確信が真実に裏打ちされている場合です．その人にとって何が正しいかまで知っていると思い込むのは問題です．アサイ夫妻がナオミさんに病名を告げなかったのは，病名を知ったナオミさんに自分たちがどのように対応したらよいかわからなかったからかもしれません．あるいはナオミさんの画家としての生涯を現在のまま閉じさせたかったのかもしれません．どちらにしても，ナオミさんのためというよりも，ナオミさんの死後残る人たちのための決定だったといえます．

　明治時代から昭和時代にかけての日本のハンセン病政策の中にも，パターナリズムがみられます．ハンセン病から社会を救うために，患者は強制的に療養所に隔離されました．ハンセン病という他人に感染する不治の病にかかった患者は，海外で治療法が開発されたことも知らされず，感染の程度や経路に関する詳しい事実も知らされませんでした．すでに家族とは縁が切れてしまった患者たちは，療養所を出ても戻る場所がないので，一生を療養所で暮らすことがよいと，患者の意向を聞かずに医療者が判断したのです．

シナリオ 17

　ヨシエさんは3歳の子どもの母親です．検診のときに，子どもの発達が遅れていると言われ，障害児のための通園施設を紹介されました．ヨシエさんは妊娠中に転んだことがありましたが，家族には内緒にしていました．ヨシエさんは子どもの発達の遅れが，自分が転んだせいかもしれないと思い，医師に相談に行きました．医師は検査結果から，ヨシエさんの心配は正しいだろうと思いましたが，そうではない可能性もあります．医師は，子どもの発達の遅れはヨシエさんのせいではなく，原因は不明だと言いました．

質問 17-1　医師がヨシエさんに対して取った行動は正しいと思いますか．

あなたの考えを書きましょう．

第3章　生命倫理学の重要概念

　相手が傷つかないように，本当のことを言わなかったり嘘をついたりすることは，パターナリズムの一例です．嘘をつくことは，嘘がばれたときに失われる信頼が大きく，一度失った信頼を回復するのは容易ではありません．相手を傷つけないための嘘が，相手をよりいっそう傷つけるという，さらに悪い結果となってしまうことが少なくありません．

　ヨシエさんの医師は嘘をついたわけではありません．自分の考えのすべてを告げなかっただけです．医師の説明に納得できないヨシエさんは，別の医師に同じ相談をするかもしれません．そして別の医師は，子どもの発達の遅れの原因はヨシエさんの転倒かもしれないと話したとします．ヨシエさんは最初の医師に不信感をもつでしょうか．医師が自分の考えのすべてを話さなかったことが，ヨシエさんを傷つける可能性はきわめて低いと考えられます．

倫理委員会

　1960年にワシントン大学で透析機械の利用配分を審議するために，初めて病院倫理委員会が設置されました（「公正（正義）」の項参照）．その後多くの病院で，医師，ソーシャルワーカー，弁護士，神学者などのメンバーから構成される倫理委員会が組織されました．倫理委員会では，宗教上の理由による治療拒否，回復の可能性がない場合の治療停止などの難問について審議されてきました．倫理委員会の機能は，次のとおりです．

- 病院スタッフの教育
- 病院の方針案の作成
- スタッフ，患者，家族からの相談への対応
- 患者の問題の分析と検討

　日本でも，1990年までにほとんどの医学部に倫理委員会が設置されましたが，体外受精，臓器移植，遺伝子治療など，先進的な治療について審議するものでした．最初の病院倫理委員会は，東京都立病院で早稲田大学の木村利人教授の指導のもとに設置されました．

　米国では，病院などで臨床のディレンマを解消するための委員会（Hospital Ethics Committee；HEC）と実験研究計画の審議をする機関内審査委員会（Institutional Review Board；IRB）を区別していますが，日本を含め，他の国々ではこの区別が曖昧です．倫理委員会には，構成メンバーに医療関係者以外の法律関係者や倫理学者，一般市民などを含み，より広い範囲について考慮しようという共通する姿勢があります．HECを設置することは，米国の病院設立認可の条件になっていますし，IRBの審査を受けて許可を得た研究でなければ，学術誌に論文として受理されません．日本の倫理委員会のほとんどは研究審査を行うもので，病院での倫理的問題を審議するものはきわめて少数です．

　米国では病院倫理委員会の機能が拡大しています．スタッフへの教育だけでなく，住民への教育を行うこともあります．倫理方針やガイドラインを定めるだけでなく，その方針の妥当性の検証も行い，この方針が関係者に周知されるような配慮をします．具体的な事例について提案するコンサルタントの役割も果たすようになってきています．委員会では，あくまでも患者の自由な意思を重んじ，自由な雰囲気の中で討議がなされます．病院内の誰でもが，委員会の判断や勧告を仰ぐ手続きをとることができます．患者や家族も参加して行われる倫理委員会も登場するようになりました．

シナリオ 18

　マミさんの祖父は認知症で，最近よく誤嚥性肺炎のため入院しています．祖父の娘であるマミさんの母親と，時には母親の兄弟が介護をしています．祖父を介護しているマミさんの母親たちは，病院に対して「抗生物質を使わずに安らかな死を迎えさせてほしい」と言いました．しかし，主治医は「抗生物質の投与は肺炎に対する基本的な治療であり，それをせずに患者を見殺しにすることはできない．治療が必要ないのなら病院に連れてこないでほしい」と言いました．倫理委員会が開かれ，委員たちは診療録に基づいて検討し，主治医の主張に賛成しました．マミさんの母親たちも病棟の看護師も，倫理委員会の判断に対して強い不満を感じました．

質問 18-1　診療録に基づいて検討するだけでよいと思いますか．倫理委員会では何を考慮すべきでしょうか．

あなたの考えを書きましょう．

　この倫理委員会では，医学的治療という視点から診療録にのみ基づいた判断がなされ，家族の立場からの考慮がありませんでした．診断名から導かれる標準的な治療を行うことが正しいならば，倫理委員会は不要です．家族が延命治療を拒否するには，それなりの理由があるはずです．認知症の祖父のケアが，マミさんの母親や兄弟にとってどれほどの負担になっているのか，祖父はどのような治療を望むのか，抗生物質を投与せずに他の治療を行うために入院することがなぜできないのか，診療録や標準的治療法以外の事柄を考慮した判断が求められます．

　多様な背景をもつ委員から構成される倫理委員会では，広い範囲のさまざまな視点から問題を考えることができますが，話し合いに長い時間がかかり，合意に達することが困難な場合も生じます．それでも，不公平で偏りのある判断をしないためには，倫理委員会での話し合いが必要なのです．

第3章　生命倫理学の重要概念

▶ 自己決定重視と共同体主義

　インフォームド・コンセントの必要性は，自己決定重視を前提にして発展した考えかたです．パターナリズムへの批判の背景にも，自己決定重視の考えがあります．古代から現代までの歴史は，封建主義から自由主義へ至るものでした．どこの家に生まれたかによって，どの職業につくかが決まっていた時代から，個人の能力や志向によって自分の職業を選ぶ時代になりました．親や親戚が決めた相手と結婚する時代から，結婚相手を自分で選ぶ時代になりました．他人に迷惑をかけなければ，自分の自由に生きることができるのだと，大勢の人が思うようになりました．

　それでは，他人の危害にならなければ何をしてもよいのでしょうか．未成年者が飲酒をしても，制限速度を守らずに車を運転しても，浮気をしても，麻薬を常用しても，危害を受ける他人がいなければ，よいのでしょうか．

シナリオ19

　ケイさんは，不妊症に悩む友人が，外国で代理出産によって子どもをもちたいと考えていることを知りました．ケイさんは，どうしても子どもがほしいという友人の気持ちがわかったので，考えに賛成しました．ところが友人の周囲の人々が反対しました．高額な費用，生まれてくる子どもが真実を知ったときの影響，マスコミなどに注目された場合の混乱が反対の理由でした．「子どもを授かる人もいるし，授からない人もいる，世の中とはそういうものだ」と説得された友人は，子どもをもつことを断念したことをケイさんに告げました．

質問19-1　あなたがケイさんなら，友人に何と言いますか．

あなたの考えを書きましょう．

自己決定重視と共同体主義

質問 19-2　あなたが友人の立場だったら，どうしますか．

あなたの考えを書きましょう．

「人間は一人ではない」というのが共同体主義の主張です．一人の行為が，他の人々や地球環境，人類の歴史に影響を与えないということはありえないというわけです．水質汚染を防ぐために水質調査をするように，人類の健康を保持するために遺伝子情報を管理しようという考えさえあります．遺伝子情報を政府で管理して，特定の病気に罹患する可能性の高い遺伝子をもつ人には予防のための指示を与えることによって，国民の健康を保持し，医療費を抑制でき，より有効な税金利用ができるという考えです．

ケイさんの友人は，周囲の人々の反対を押し切ってまで，自分の意思を貫くことは困難だと判断したのでしょう．友人の周囲の人々は，本人の意思よりも自分の都合や世間体を優先しているようにみえます．しかし，代理出産が日常化すれば，代理出産業がビジネスとなるかもしれません．そして母親が誰か，誰が兄弟姉妹かといった問題が増えてくるでしょう．自分の子どもをもちたい人だけでなく，子どもを利用する目的で代理出産を望む人も出てくることも危惧されます．実の子どもであっても，育児放棄や親子の縁を切るといったことが起こっていることに鑑みれば，代理出産で誕生した子どもに対しては，もっと高い確率でこのようなことが起こるのではないでしょうか．これは，大勢の人にとって困ったことになります．

共同体主義は，自己決定重視が招く周囲の影響について考えることを求めます．しかし，人類の歴史が後戻りして，個人より集団や国家を優先するということになってはいけません．

第3章 生命倫理学の重要概念

▶ 功利主義と義務論

　物事の善し悪しの判断を，結果で決める立場と動機で決める立場があります．功利主義は，英国の哲学者ミルから始まった考えで，公共政策を決めるときなどに，より大勢の人が利益を得られることがよいことだとする考えです（p26参照）．例えば，100人の命が助かる方法は10人の命が助かる方法よりも優れていると考えます．功利主義では結果を重視するのです．一方，ドイツの哲学者カントから始まった考えは義務論と呼ばれ，行為を行う人の気持ちや行為のプロセスを重視します（p26参照）．偽りのない気持ちで行うことが大切であり，当事者の意思を無視した行為は許されません．義務論では動機を重視するのです．

シナリオ20

　コトさんは自分の臓器を移植したいと考えています．自分が死んでも，心臓，肝臓，2つの肺，2つの腎臓，膵臓を移植すれば，7人の命が助かるなんて素晴らしいと思っています．コトさんは友人に自分の考えを話したところ，友人は「人間はそんなことしていいのかしら」と言いました．コトさんは，死んだ後の臓器を放っておけば腐るだけだから，利用できるなら利用したほうが世の中のためになると主張しましたが，友人は「人間の身体はものではないのよ」と言いました．

質問20-1 友人はなぜコトさんに賛成しないのでしょうか．

> あなたの考えを書きましょう．

　功利主義の立場では，一人が死んでも（マイナス1）7人が助かれば（プラス7）利益が増えるので（プラス6），臓器移植はよいことになります．義務論の立場では，人は自分の一生を精いっぱい生きるべき存在であり，他人のために自分の臓器を提供するために生まれてきたのではないということになります．

功利主義と義務論

シナリオ 21

コハマさんは池で溺れている人を見つけ，思わず飛び込みました．しかし，コハマさんも溺れそうになってしまいました．別の人がコハマさんたちを助けてくれました．

質問 21-1 コハマさんの行為をどう思いますか．

あなたの考えを書きましょう．

質問 21-2 自分ではすべきだと思った行為を行った結果が思わしくなかったという経験がありますか．

あなたの考えを書きましょう．

第3章 生命倫理学の重要概念

　線路の踏切に飛び込んだ女性を助けたけれども，自分は命を落としてしまった警察官の態度は賞賛されます．職務に忠実に取り組んだ結果の殉職は人として立派な行為です．しかし，後に残る人々は深い悲しみに沈みます．動機は立派でも常に成功するとは限りません．結果的に多くの不幸を引き起こしてしまうこともあります．国民を守るために始めた戦争が国民を不幸にすることもあります．献身的な介護の末に共倒れになってしまう場合もあります．動機と結果のどちらかだけをとって，よいことかどうかを決めることはできません．動機と結果，両方を考える必要があります．

▶ コンフィデンシャリティ（秘密保持）

　職務上知りえた他人の情報を，ほかに漏らさないということをコンフィデンシャリティ（秘密保持）といいます．これは守秘義務とも呼ばれ，専門職の倫理綱領に必ず掲げられています．

シナリオ 22

　ミキさんは臨床検査技師です．ある日，親友のボーイフレンドが糖尿病であることを知ってしまいました．親友もボーイフレンドもお酒が好きで，ミキさんもよく一緒に飲みに行っていました．

> **質問 22-1**　あなたがミキさんならどうしますか．また，次に飲み会に誘われたときはどうしますか．

あなたの考えを書きましょう．

コンフィデンシャリティ（秘密保持）

　専門職として知りえた事柄を，一人の人間となったからといって忘れてしまうことはできません．知らないことにして盛大に飲むというわけにはいかないし，黙っていられないので飲み会を断るということも，よい行為とは思えません．仕事ではなくても，専門職として当事者にとって何がよいことなのか，と考えることも大切です．糖尿病の患者が酒を飲むのを黙って見ていることはできません．親友に教えてあげたいと思っても，職務上知りえた秘密を漏らすことはできません．「彼の体調はどう？」と何気なく聞いてみたら，親友も気になっていることがあって，臨床検査技師であるミキさんに相談するかもしれません．飲み会に参加してボーイフレンドの様子を観察して，「最近顔色悪くない？　大丈夫？」などと声をかけることで，さりげなく彼の飲み過ぎを防げるでしょう．

シナリオ 23

　マイコさんは精神科に勤務するソーシャルワーカーです．精神医療の問題をディスカッションする専門職のためのメールグループに入っています．メールグループでは，さまざまな事例についての悩みや経験のやりとりがなされています．またマイコさんは，患者会のメールグループにも入っています．マイコさんは専門職のメールグループで得たある事例の情報が，患者会のメールグループにとっても役立つと思い，内容を転送しました．すると，患者会のメールグループのメンバーから，「これは自分のことだ，勝手に自分の情報を流しているのは誰だ」と怒りのメールを受け取りました．

質問 23-1 マイコさんは，どうしたらよいでしょうか．

あなたの考えを書きましょう．

第3章　生命倫理学の重要概念

　学会や研修会での報告や，インターネットの掲示板での相談などでは，事例が特定できないように配慮する必要があります．類似の事例はあっても，「これはあの人のことだ」とわかってはいけません．重要なことは，事例を提示する目的を明確にすることです．問題を共有して，解決を探るうえで必要であるから事例を提示するわけです．

　2005年に個人情報保護法が施行され，氏名，住所，生年月日などの個人を特定できる情報が必要な場合には，目的を明示して本人の許可を得ることが義務づけられました（資料参照）．自分の知らないところで自分のことが話されているのは，よい気持ちがするものではありません．プライバシーが守られることは，安心につながります．

　マイコさんが経験した事例について公表する場合には，その事例が特定の個人であることがわからないようにしなければなりません．例えば「Aさん，20代女性，会社員，上司とのトラブルで辞職」とすれば，誰のことかわかりませんが，「CFさん，26歳女性，M市に本社をもつ大手住宅メーカーの営業部に所属」などと書くと，個人が特定される可能性があります．マイコさんが匿名性を保持して情報を公開していたとすれば，そのことを説明すべきです．マイコさんの記述が匿名性を保持しておらず，個人が特定されてしまったならば，謝罪しなければなりません．個人情報保護法に違反したことにもなります．

第4章
生命倫理の問題

第4章　生命倫理の問題

▶ カルテ開示

　近年の全般的傾向として，さまざまな情報が必要に応じて必要な人に公開されるようになってきています．1998年に制定された情報公開法では，「行政機関の保有する情報の一層の公開を図り，政府の諸活動を国民に説明する責務が全うされるようにするとともに，国民の的確な理解と批判の下にある公正で民主的な行政の推進に資することを目的とする」と記されています．開示されない情報は，個人の人格や私生活に関する情報と，個人の知的創作物に関する情報です．

　カルテに記載されている内容は，患者の健康状態，医学的状況，治療などの個人情報であり，他人には秘密にされるべきものです．しかし，患者にとっては自分自身の情報なので，知る権利があります．ところが，自分の情報をなかなか見ることができませんでした．カルテは，医師による診療録だけではなく，看護記録などのすべての診療記録を含みます．

❚ シナリオ 24

　サチさんはバレーボールクラブの練習で指を骨折し，整形外科に通院しています．なかなか回復しないので，医師に「カルテを見せてほしい」と言いました．医師はびっくりした顔をして，「見てもわからないと思うから，知りたいことがあったら言ってください」と言いました．

質問 24-1　医師はなぜ，カルテを見せることを拒んだのだと思いますか．

> あなたの考えを書きましょう．

　ヒポクラテスの誓いの中で医師になる人以外には医術を教えないと書かれています．医学的知識は専門家だけがもつべきだという考えが古くからあるのです．素人が中途半端な専門知識をもつことの危険を心配しているのでしょう．

カルテ開示

　ヨーロッパにおける患者の権利の促進に関する宣言（1994）に「患者は，自己の医療記録や専門記録及び自己に対する診断，治療及びケアに付随するその他のファイルや記録にアクセスし，自己自身のファイル及び記録あるいはその一部についてコピーを受領する権利を有する」とあります．日本でも，1999年に患者の権利法をつくる会の，医療記録法要綱案の中で，「患者はいつでも自己の医療記録の全部または一部を閲覧し，あるいはその写しの交付を求めることができる」と記しています．このように，患者側からはカルテの開示を求める声が強くなっています．死亡した患者の治療内容に疑問をもつ遺族からのカルテ開示請求をめぐって，裁判にもなっています．

　患者側からカルテ開示の声が高まる一方で，日本医師会の「診療情報の提供に関する指針」（2002）では，「医師は，患者に対して懇切に診療情報を説明・提供するよう努める」としながらも，「診療記録等の開示を求めようとする者は，各医療施設が定めた方式に従って，医療施設の管理者に対して申し立てる」「申し立てを受けた医療施設の管理者は，速やかに診療記録等を開示するか否かを決定し，これを申立人に通知する」と，簡単にはカルテ開示が行われないようにしています．さらに，「開示申し立ては，次の事由に当たる場合は開示の全部または一部を拒むことができる：1）開示が第三者の利益を害する恐れがあるとき，2）開示が患者本人の心身の状況を著しく損なう恐れがあるとき，3）前二号のほか，診療情報の提供，診療記録等の開示を不適当とする相当な事由が存するとき」という記載もあります．

シナリオ 24 のつづき

　サチさんはカルテの開示請求をし，カルテを見ることができました．しかしカルテには，なぐり書きのような字や暗号のようなものが書いてあり，何がなんだかさっぱりわかりませんでした．

質問 24-2　カルテを書く目的は何でしょうか．

あなたの考えを書きましょう．

第4章　生命倫理の問題

カルテは患者の情報を扱っていながら，患者のためのものではなく，医療者が治療の経過を記録するためのものでした．カルテは患者に公開するために用意されたものではなかったのです．しかし，カルテ開示が進むことにより，カルテを書く側の態度も変わってきています．日本看護協会による「看護記録の開示に関するガイドライン」(2000)では，「読みやすいように書く」「意味のない語句や，患者のケアおよび観察に関係のない攻撃的な表現をしない」といった記載がされています．

患者の情報を医療者と患者が共有し，ともに治療に取り組んでいくために役立てようと考えるならば，カルテの形式や情報共有の方法も変わることが期待されます．

医による危害

人は治療や回復を求めて医療を受けるので，医療によって危害を被るとは思わないのが普通です．しかし，効果が明確ではない新しい方法を試されたり，副作用が強すぎたりしたことによって，結果的に危害を受ける場合があります．さらに，医療者の不注意，怠慢，未熟さ，過労から生まれるミスによって危害を受ける場合もあります．

シナリオ 25

カヨさんの母親は，腹痛と血尿の症状を訴えて入院したところ，尿路結石の疑いと診断されたにもかかわらず，その二日後に死亡してしまいました．病院からは何の説明もないばかりか，診療費の支払い請求もありません．カヨさん家族は，医療ミスではないかと不信に思っています．

質問 25-1　あなたがカヨさんだったら，どうしますか．

あなたの考えを書きましょう．

医による危害

　カヨさんは病院の事務担当者に聞くこともできますし，主治医や担当看護師に事情説明を求めることもできます．しかし，日常業務に忙しい病院職員と連絡をとるのはなかなか困難です．カヨさんは医療ミスではないかと不信に思っているということは，母親の入院中から，病院側への信頼が薄れていたのかもしれません．

　患者が治療を受けるとき，医療者に対する信頼があります．信頼は自分が相手に対して期待する行動を相手がとることによって継続します．患者や家族が医療者に対して期待する行動とは，誠実に正確な医療を行うことです．しかし，医療の場で患者や家族が予期しない状態が起こったとき，それまでの医療者に対する信頼が揺らぎます．医療者側からの説明に，患者や家族が納得すれば信頼は保たれますが，説明がなければ不信感が高まります．しかし，医学的知識の豊富さや，情報を管理している医療者側の力が強いので，患者側が説明を求めることが難しい場合があります．

シナリオ25のつづき

　カヨさんたち家族は，裁判所に証拠保全を申請し，病院に対して「診療経過の説明会の申入書」を提出しました．病院は説明会を開き，看護記録には，カヨさんの母親が入院した日の夜から40℃前後の高熱を出し，腹痛を訴えたという記載があるが，看護師から医師へ報告されていなかったことを明らかにしました．病院は過失を認め，遺族に賠償金約5,000万円を支払うことで，示談が成立しました．

> 質問25-2　医療過誤事件を経験する前と後では，病院に対する考えが，どのように変わると思いますか．

あなたの考えを書きましょう．

第4章　生命倫理の問題

　患者の取り違えや薬過剰投与などの医療事故が起きています．医療事故を予防するためには，人は誰でもエラーを起こす可能性があるという認識に立って，対策を講ずることが必要です．チームで仕事をするときには，あるメンバーがエラーを起こしても，他のメンバーが訂正することができます．他人のエラーを訂正できるようなチームづくりが大切で，相手を尊重し合いながら，自分の言いたいことを言えるようなコミュニケーション能力が求められます．また，患者に対して危険性を説明したり，同僚のミスを指摘するような否定的な内容を伝える練習も必要です．

シナリオ 26

　ヒデキさんは最近，ある治療法の講習会に参加しました．しかし，ヒデキさんが学んだ治療法は，先輩が行っている方法とはかなり違うものでした．先輩はその治療法の講習会に参加したことはなく，自己流に行っていることがわかりました．先輩のやりかたでは，その治療法の効果が期待できないばかりか，害になる可能性があります．また，先輩の誤った方法が広まってしまう可能性もあります．

質問 26-1　ヒデキさんは先輩に対して，どのような態度をとるべきでしょうか．

あなたの考えを書きましょう．

実験研究の倫理

　科学技術は日進月歩です．数年前まで効果があるとされていた治療法が，新たな研究によって，その効果が否定されることもあります．効果が否定されなくても，より効果的な治療法が新たに開発されることもあります．専門職であるからには，その時点における最新で最良の知識を実践に活用しようという態度が大切です．ヒデキさんにとって先輩との人間関係が大切なら，先輩のやりかたに異議を唱えることはできないかもしれません．しかし，自分が所属している施設や組織の地域社会への貢献や，専門職としての水準を考えれば，さまざまな治療法について部門として検討する機会を提案することができるでしょう．

　薬害エイズ事件とは，輸血の必要な血友病の患者が，医師の勧める非加熱製剤を使ったことが原因でエイズを発症したり，死亡したという事件です．非加熱製剤を使った輸血は簡便ではありますが，エイズを発症する可能性があることは1980年代初めから数々報告されていました．ところが日本の医師たちは，エイズ発症のおそれがあることを患者には告げず，非加熱製剤の使用を続けました．その結果，1997年までに国内血友病患者約5,000名のうち，約2,000名がエイズに感染し，そのうち約500名が死亡したのです．医師は患者に対して危害を与えようとしたわけではなくても，結果的に患者は危害を受けました．検査や治療には利益と危害の両方がある場合があります．薬にも効果と副作用があります．副作用を知り，その危害の大きさを判断するのは，その薬によって最も影響を受ける患者本人でなければなりません．

▶ 実験研究の倫理

　人間にとって効果があるかどうかを調べるためには，人間を対象に実験研究をしなければなりません．ある薬の効果を知るためには，その薬を使った場合は，その薬を使わなかった場合に比べて効果があったことを確認しなければなりません．

　米国のアラバマ州タスキーギで，1934～1972年にかけて梅毒実験が行われました．梅毒にかかったアフリカ系米国人の男性399名をまったく治療せずに，梅毒の進行の経過を観察したのです．そして梅毒の治療薬であるペニシリンが使用されるようになっても，治療薬を使わない場合を観察し続けたのです．この事件はタスキーギ梅毒実験と呼ばれ，1972年にジャーナリストによって暴かれ，実験が中止されました．1997年には大統領が，わずかな生存者に正式に謝罪し賠償を約束しました．

　1947年のニュールンベルグ綱領と，1964年のヘルシンキ宣言（1975，1983，1989，1996，2000年改定）は，人を対象とする研究に関する倫理的規定を定めています．さらに，研究が行われる施設内に，研究の倫理性を審査するための機構内倫理委員会を設置することが提案されています．厚生労働省は，疫学研究に関する倫理指針など7種類の医学研究に関する指針を発表しています．臨床研究に関する倫理指針（2004）では，臨床研究とは「医療における疾病の予防方法，診断方法及び治療方法の改善，疾病原因及び病態の理解並びに患者の生活の質の向上を目的として実施される医学系研究であって，人を対象とするものをいう．医学系研究には，医学に関する研究とともに，歯学，薬学，看護学，リハビリテーション学，予防医学，健康科学に関する研究が含まれる」と記されています（資料参照）．

第4章　生命倫理の問題

シナリオ 27

トモコさんは病院で働く理学療法士です．同僚が担当患者全員にある治療法を実施して効果を調べていることに気がつきました．同僚は，その治療法の効果について論文を書こうとしているようですが，その治療法を実施されている患者は同僚の研究の対象者になっていることは知らないようです．

> 質問 27-1　自分のために行われていると思っていた治療が，研究データを集めるために行われていたと知ったとき，どんな気持ちがすると思いますか．

あなたの考えを書きましょう．

　臨床実践と実験研究とは，目的が違います．臨床実践の目的は，目の前の患者にとって最善の利益を提供することですが，実験研究の目的は，将来の患者の治療や科学の発展のために確実な知識を得ることです．患者が実験研究に参加するということは，研究の目的を理解し，普遍的知識の構築に貢献することを，自ら決定するということです．トモコさんの同僚が一人ひとりの患者の治療のためにその治療法を使っているのなら，これは臨床実践です．しかし，その治療法を使うことが一人ひとりの患者のためではなく，治療法の効果を知るための研究ならば，患者は研究の被験者となるので，インフォームド・コンセントを行う必要があります．

シナリオ 28

　サユリさんは最近トイレに行く回数が増えたと感じています．ある日，頻尿の人を対象にした治験参加者募集の広告を目にしました．広告によると，治験を担当する医師から治験に関する詳しい説明があり，その後診察や検査を受け，治験の参加基準に合うかどうかが決まるということです．参加後は，スケジュールに沿って入院や通院をして，診察や検査を受けなければなりませんが，治験の来院ごとに協力費（負担軽減費）が支払われるそうです．最後に「プラセボ（有効成分を含まず，治療効果のない薬）を服用する可能性があります」とも書かれていました．サユリさんは，お金がもらえるのはうれしいけれど，プラセボを飲んでも頻尿は治らないと思いました．

質問 28-1　あなたがサユリさんなら，治験に参加しますか．あなたが治験に参加したいと思うとしたら，どのような動機からだと考えますか．

あなたの考えを書きましょう．

第4章　生命倫理の問題

　研究参加のためのインフォームド・コンセントに含まれることは，研究の目的，方法および資金源，起こりうる利害の衝突，研究者などの関連組織とのかかわり，研究に参加することにより期待される利益および起こりうる危険，必然的に伴う不快な状態，当該臨床研究終了後の対応，臨床研究に伴う補償の有無などです．研究者は，被験者が経済上または医学上の理由などにより不利な立場にある場合には特に，被験者が自由に参加の有無を決定できるように配慮しなければなりません．また，被験者がいったん与えたインフォームド・コンセントについて，いつでも不利益を受けることなく撤回する権利があることも説明しなければなりません．

シナリオ 29

　アヤカさんは認知症のケアについて研究しようと考えています．認知症専門のデイケアの利用者20名を対象に，ランダムに実験群と対照群の2群に分け，実験群には昔の生活用品や写真などを用意した環境でケアを行い，対照群には従来のケアを行い，日常生活を観察することにしました．

質問 29-1　アヤカさんは，誰に対して説明し，誰から同意を受けたらよいでしょうか．

あなたの考えを書きましょう．

　被験者が疾病などのなんらかの理由により有効なインフォームド・コンセントを与えることができないと客観的に判断される場合には，代諾者からインフォームド・コンセントを受けることができます．このケースでは，対象者が認知症のため，代諾者（家族など）に対して説明し，同

意を得るべきと考えます．誰からインフォームド・コンセントを受ける場合にも，研究者は研究計画書を作成し，倫理審査委員会による承認および臨床研究機関の長による許可を受けることが必要です．代諾者となるのは，後見人や親権者，あるいは被験者の配偶者などの親族です．

▶ 優生思想

　優生思想とは，人や人種に優劣をつけ，優れた形質を伸ばし，劣った形質あるいはその遺伝子の保有者を淘汰しようとする考えかたです．英国の生物学者ダーウィン（Charles Robert Darwin, 1809-1882）の進化論から刺激を受けて，ゴルトン（Francis Galton, 1822-1911）が提唱した優生学（eugenics）が，19～20世紀の欧米でもてはやされました．この考えは社会ダーウィニズムや適者生存という考えにもつながっていきました．

シナリオ 30

　ヒロコさんの親戚には遺伝性の疾患の人がいます．ヒロコさんも将来は，その病気になるかもしれないと思っています．そしてヒロコさんの子どもも，その病気になる確率が高いということがわかりました．ヒロコさんには恋人がいますが，結婚はしないでおこうと思っています．

質問 30-1　ヒロコさんが恋人との結婚を望まないのは，なぜでしょうか．

あなたの考えを書きましょう．

第4章　生命倫理の問題

　障害者や病弱者を排除しようとする思想は古くからありました．ナチス・ドイツは，生きるに値する生命と値しない生命を分け，生きるに値しない生命を根絶するために断種法を作り，安楽死政策を実施しました．これにより多くのドイツ人やユダヤ人の，精神障害者や知的障害者が犠牲となったのです．当時のドイツで優生思想が盛んになったのは，第一次世界大戦に負けたドイツが国の存亡の危機感をもち，ドイツ民族は優秀であるということを理由にして，富国強兵策を進めたからでした．

　プラトンの著書『国家』の中で，ソクラテスが「生まれついての病気もちで不摂生な者は，本人にとってもほかの人々にとっても生きるに値しない人間であり，医療の技術とは，そのような人々のためにあるべきではない」「最も劣った男たちと最も劣った女たちから生まれた子どもたちは育ててはならない」「劣った者たちの子どもや，ほかの者たちの子どもで欠陥児が生まれた場合には，しかるべき仕方で秘密のうちに隠し去られる」と述べたと書かれています．社会や国の力を高めようとしたときに，弱い個人がないがしろにされる事態が生じやすくなるのです．

　多くの国で，断種や不妊手術が行われました．米国では，1900年前後にいくつかの州で不妊法が成立し，1932年には32の州にまで広がり，約6万人が不妊手術を受けました．スウェーデンでは，1935〜1976年に6万人が不妊法に基づいて強制不妊手術をさせられてしまいました．高いレベルの福祉制度を維持するために，給付を受ける人の数を制限する必要があったためではないかと考えられます．スイスでも1928年に精神障害者への強制不妊手術を可能にする法律が制定されました．日本では1948年に，優生上の見地から不良な子孫の出生を防止するとともに，母性の生命健康を保護することを目的として優生保護法が作られ，遺伝病患者，精神疾患患者，知的障害者，ハンセン病患者などに対して，16,520件の不妊手術が行われました．

シナリオ30のつづき

　ヒロコさんの恋人が「結婚したい」と言うので，ヒロコさんは自分が遺伝病の家系であることを打ち明けました．恋人は，特に驚いた様子もなく，「子どもが病気でも障害があっても，自分たちの子どもを育てるということに変わりはない．いろいろな人が暮らしているのが普通の世の中で，スーパーマンばかりの世の中なんて住みにくいに違いない」と言いました．

　ヒロコさんは妊娠に気づき，恋人は喜び，結婚の準備を始めました．しかし，恋人の両親は結婚に反対です．恋人が悩み苦しんでいることを，ヒロコさんはとてもつらく感じています．ヒロコさんは恋人には内緒で妊娠中絶をしようと思いはじめました．

優生思想

> 質問 30-2　あなたがヒロコさんならどうしますか．あなたは妊娠中絶に賛成ですか，反対ですか．

あなたの考えを書きましょう．

　妊娠中絶（abortion）とは，胎児が母体外で生存できない時期に，手術で胎児を母体外に排出し，生命を終わらせることです．胎児を人間とみるか，単なる生命体とみるかによって，中絶が合法か違法かの判断が分かれます．日本には，不妊手術および人工妊娠中絶に関する事項を定め，母性の生命健康を保護することを目的とした母体保護法（1996）があります．母体保護法によれば，妊娠 22 週未満の中絶は違法ではないとされますが，22 週以降の中絶は刑法堕胎罪の対象となります．

　中絶反対派の意見は，生命の尊厳論に基づいています．中絶賛成派の意見は，女性の自己決定権や生殖の自由論に基づいています．「胎児は意識やコミュニケーション能力を備えた人格ではない」という理由で，出生直前だけでなく，出生直後であっても，生命を終わらせることが許されるとする極端な考えをもつ人もいます．

第4章　生命倫理の問題

シナリオ31

　ナカムラさんの上司は，とても無責任で自分勝手です．同僚たちはまったくやる気がなく，仕事をさぼって遊ぶことばかりを考えています．ナカムラさんは世の中や人々のためになる仕事をしたいと思っていますが，そんな話には誰も関心を示しません．享楽的で刹那的な市民が投票して当選した政治家たちも，自分の名誉や利益のために動いているとしか思えません．ナカムラさんは，民主主義や普通選挙制度に疑問をもつようになりました．堕落した一般市民の意見など聞かずに，教養のある少数のエリートが政治を行ったほうが，よい世の中になるのではないかと思いはじめました．

質問31　あなたはナカムラさんの意見に賛成ですか，反対ですか．理由も考えてみましょう．

あなたの考えを書きましょう．

　英国の作家オルダス・ハクスリー（Aldous Huxley）は，1932年に『素晴らしい新世界（*Brave New World*）』という小説を書き，工場で培養・孵化された20億人の市民インテリや単純労働者からなる管理階級社会を描きました．ほかにも，生殖操作によって作り出された「優秀な」人々が世の中の秩序を維持するといったテーマの小説や映画があります．

　私たちの歴史は，生まれながらに一生をどう過ごすかという運命が決まっているような階層社会や，人間に優劣をつける優生思想からの解放でした．ありのままのお互いを受け入れ，性別，人種，地位，年齢，心身の障害，来歴，教育について，操作と差別のない安全で平和な世界に向かって，私たちは前進しているはずです．

クローン人間

　1997年に，スコットランドのエディンバラ近郊のロスリン研究所（Roslin Institute）で，クローン羊誕生のニュースが発表されました．前年の7月に6歳のメス羊の乳腺の細胞を培養し核を取り出し，別のメス羊の未受精卵の核を取り除き乳腺細胞の核を移植し，生まれた羊をドリーと名づけました．「人間に応用できるか」との問いに主任研究者は，「おそらく可能だ．でも倫理的に絶対にやってはならないことだし，英国では違法になる」と言いました．1999年に韓国で，ヒトの細胞を使った初のクローン実験が行われました．

シナリオ 32

　ハルナさんが街を歩いていると，「クローン人間誕生を待ち望む」と書かれたパンフレットを渡されました．クローン人間誕生は科学と宗教が統合されたことの証であり，クローン人間が誕生することで，現代社会が抱えている多くの問題が解決し，安心な未来を迎えられるというのです．病気になっても，自分のクローンから臓器を移植すればよいのです．素晴らしい人には，ずっと生き続けてもらうこともできます．みんなが嫌がる仕事は，それを気にせずにできるクローン人間にやってもらうことができます．ハルナさんは「なんだか気持ち悪いな」と思いましたが，「自分の血液をとっておいて輸血することはすでに行われているし，エジソンのような発明家がずっと生きていたら，世の中はもっと便利になるかもしれない」と思いました．

質問 32　クローン人間が作られるようになった世の中を想像してみましょう．

あなたの考えを書きましょう．

第 4 章　生命倫理の問題

　米国では，1997 年に大統領生命倫理諮問委員会が，「クローン人間製造を法律で禁止する，ヒト細胞を利用する基礎研究は認める」という答申を出しました．日本では，2001 年に「ヒトに関するクローン技術等の規制に関する法律」が施行されました．このように，「人間の手によって人間を作るということについて，無条件で承認することはできない」というのが，各国の共通した反応です．

　クローン人間を作ることや，それにつながる研究をすることに反対する人たちは，次のような理由を挙げています．
- 同じ人間を複数作り出すことは，人格の尊厳を侵害する．
- 手段として人間を作ることは間違っている．
- 人為的に自然を操作することを拡大させてはいけない．
- クローン人間は社会的差別を受ける可能性がある．
- 人間の誕生には男女両性の関与が不可欠である．
- 優生思想を招く危険がある．

　クローン人間は DNA が同じなので，身体的には同一の人間が誕生することになりますが，人格は異なります．これは，一卵性双生児の人格が異なることと同じです．クローン人間に関連する研究の動機には，移植用の臓器の作製や，不妊の悩みの解決があります．他には，優秀な人を世の中に残そうとか，亡くなった子どもの身代わりを作るという目的でクローン人間を求める人もいます．

　世界初のクローン羊ドリーは 6 歳 7 カ月で死亡しました．通常の羊の寿命の半分の長さです．ドリーは誕生時から，細胞レベルでは老化の進んだ状態で生まれてきた可能性があるといわれています．ドリーが 5 歳のとき，若い羊には稀な脚の関節炎を患っていました．ドリー誕生の後，牛，マウス，ブタ，ネコなどの体細胞クローンが生まれました．ドリーを作り出したイアン・ウィルムット博士は，クローン動物のすべての遺伝子になんらかの異常があり，羊や牛は体が巨大化するほか，発育障害や肺の異常，免疫不全などがみられると述べています．以上の情報から，クローン人間は安全性にさえ問題があると言わざるをえません．

生殖操作

　人工授精，体外受精の技術が発達し，非配偶者間の人工授精，受精卵凍結，多胎妊娠に対する選別流産，代理母，出生前診断が行われるようになりました．この動きに伴って，精子や卵子の売買，生殖細胞の操作，凍結受精卵の廃棄，受精卵の着床前診断，余剰胚の取り扱い，複雑な親子関係，出生前診断による中絶，体外受精で生まれた子どもの出自を知る権利など，さまざまな倫理的な問題が起こってきています．

生殖操作

シナリオ 33

　ノボルさんとマナさん夫妻は，子どもがなかなかできないので不妊症外来に通院していますが，効果がありません．夫妻は話し合いの結果，精子バンクから精子を買うことを考えはじめました．そんなとき，ノボルさんの弟ががんにかかっていることがわかりました．独身の弟は，「他人の精子よりも血のつながりのある自分の精子を使ってほしい，もうすぐ死ぬ自分の願いを聞いてほしい」と言いました．

質問 33-1　あなたが夫妻の立場だったらどう考えますか．

あなたの考えを書きましょう．

シナリオ 33 のつづき

　ノボルさんの弟の精子とマナさんの卵子によって体外受精が行われました．体外受精した複数の胚がマナさんの子宮に戻されました．その結果，マナさんは多胎妊娠となりました．医師は多胎妊娠では，胎児の成長や出産の際の危険が大きくなるので，胎児を死亡させ，胎児の数を減らす減数手術を提案しました．

第4章 生命倫理の問題

質問 33-2 夫妻の気持ちを想像してみましょう.

> あなたの考えを書きましょう.

　子どもができなくて悩んでいたのに，胎児ができすぎてしまうというのは悩ましいことです．胎児として生まれた命を奪うことは心苦しいことです．妊娠，流産は通常は自然に起こる事柄ととらえられていますが，体外受精や減数手術によって人為的に行うことができるようになってしまったことに対して，人間の感情が振り回されることがあります．正直な気持ちを見つめて，自分なりの決断をしなければなりません．

シナリオ33のつづき

　マナさんは双子の女の子を出産しました．ノボルさんの弟も治療を続けながら生活しています．ノボルさんの弟は，マナさんが自分の子どもを出産してくれたことが，生きる励みになったと感謝し，子どもたちをとてもかわいがっています．夫妻は複雑な気持ちです．子どもたちに真実を話すべきなのかどうか，話すとしたらいつ話すのか，弟が正式に父親になりたいと言ったらどうしたらいいのか，悩みは深まるばかりです．

生殖操作

> 質問 33-3　あなたが夫妻の子どもだったら，夫妻にどうしてほしいと思いますか．

あなたの考えを書きましょう．

　体外受精（in vitro fertilization；IVF）は，女性側の問題で妊娠が困難な場合に，排卵誘発剤を使って卵子を増やし，この卵子と夫の精子を試験管内で受精させ，ある程度発育させてから子宮に戻す方法です．「試験管ベビー」と呼ばれることもあります．精子の数が少なかったり運動率が低かったりして，受精能力の低い精子の場合には，顕微受精が行われます．顕微鏡下で卵子に直接精子を注入する方法です．

　人工授精とは，男性の精子を採取して女性の体内に注入し，受胎させる方法です．夫の精子を使う場合を配偶者間人工授精（artificial insemination with husband semen；AIH），夫以外の男性の精子を使う場合を非配偶者間人工授精（artificial insemination by donor semen；AID）といいます．AID は日本でも 1949 年から始まり，すでに 1 万例以上行われています．

　胚（embryo）とは，受精から妊娠 8 週までの発生中の固体で，受精卵が分裂した状態のものです．胚移植（embryo transfer；ET）とは，体外受精させて発育させた胚を，細いカテーテルを用いて子宮内に移植することです．体外で受精させずに，採取した卵子と精子を腹腔鏡下で卵管内に移植し，体内で受精を起こさせる配偶子卵管内移植という方法もあります．

　受精卵や胚は凍結させて保管することができます．1996 年に英国で冷凍保存期限 5 年間を過ぎた 3,300 個の凍結受精卵や凍結胚が廃棄されました．「胎児の大量虐殺」と非難する意見もありました．捨てる胚なら不妊夫婦のために提供したらよいという意見もあります．

　代理出産には，夫婦の精子と卵子を体外受精させ，第三者の女性の子宮に移植して出産する「借り腹」と呼ばれる体外受精型代理母（host mother）と，代理母や別の第三者の卵子を使って代理母の子宮に精子を移植する人工授精型代理母（surrogate mother）があります．米国では代理出産がビジネスとなっていて，年間 1,000 人が行っているといわれていますが，裁判も起こってい

第4章　生命倫理の問題

ます．規制は州によって異なっていて，有償の代理母契約を認めていない州もあります．日本でも 2003 年に第三者からの卵子を斡旋する会社が設立しました．日本では，精子や卵子の売買の規制について検討されています．

兄弟姉妹からの精子や卵子，受精卵の提供については，家族関係が複雑になるなどの理由で反対意見があります．しかし，無償提供が原則となれば，兄弟姉妹以外からの提供は難しいのではないかという意見もあります．

第三者から精子や卵子の提供を受けて生まれた子どもが，遺伝上の親を知る権利を「出自を知る権利」と呼びます．この権利が認められると，提供者がいなくなるのではないかという意見もありますが，子どものことを考えると自分の親を知りたいという気持ちに共感する人が多いということで，スウェーデンなどでは出自を知る権利が認められています．この権利が認められれば，完全匿名で行われている日本の生殖医療は，根底から変わることになるでしょう．

シナリオ 34

チカさんは現在妊娠 3 カ月です．雑誌で，体内の子どもに障害があるかどうかを調べる出生前診断の記事を読みました．自分としては子どもに障害があったとしても，天から授かった子どもは一生懸命育てようと決めていたので，出生前診断はしないつもりでした．しかし，夫の母親から安心して出産するためにと，出生前診断を勧められました．夫は，「一般的に多くの人がしているものだったら，難しく考えずに検査をしてみればよい」と言います．夫は「障害児であっても子どもを産む」というチカさんの意見には賛成です．

質問 34-1　あなたがチカさんだったら，どうしますか．

あなたの考えを書きましょう．

生殖操作

　日本で行われている出生前診断には，超音波検査，羊水検査，絨毛検査，臍帯血検査，母体血清マーカー検査があります．

　超音波検査は，妊婦のほぼ全員が検診のたびに受けています．胎児の体全体や内臓器官の形が見えるので，発育や形態に異常がないかどうかを調べることができます．

　羊水検査は羊水穿刺（amniocentesis）とも呼ばれ，妊娠15〜18週目に羊水を採り，その中に混じっている胎児細胞を集めて培養し，それを使って染色体の数と形態を調べます．胎児に染色体異常や遺伝子異常があるかどうかがわかります．羊水検査で異常があると診断された妊婦の多くが，人工妊娠中絶を選ぶといわれています．妊娠18週以降の妊娠中絶は危険性も高くなります．

　絨毛検査は，膣から鉗子や細いカテーテルを入れて，胎盤絨毛の一部を採取し，染色体異常や遺伝子異常を調べる方法です．検査技術が難しく感染や流産誘発のおそれもありますが，妊娠9〜12週目に検査をすることができるので，羊水検査よりも早期に人工妊娠中絶をすることができます．多くの場合，絨毛検査の後に羊水検査で結果を確認します．

シナリオ 34 のつづき

　チカさんは夫とともに，出生前診断についての相談のために，遺伝カウンセリングを訪れました．出世前診断の方法や危険性について説明を受けた後，予想される遺伝病についても知りました．ダウン症として生まれた子どもたちが笑顔で暮らしている様子も知りました．出生前診断が一般化した後に，二分脊椎症の子どもの誕生が減少し，二分脊椎症の治療を行える医師も減少してしまったという事実も知りました．

> **質問 34-2**　「障害児だと知って中絶を決意することは，障害者の生を否定することと同じだ」という主張について，どう思いますか．

あなたの考えを書きましょう．

第4章　生命倫理の問題

　出生前診断の目的は，医師にとっては胎児に異常があるかどうかの見極めですが，親は子どもの成長を確かめようと思っているだけで，異常があることなどは予測していない場合が多いと思います．出生前診断の結果，胎児に異常があった場合，医師は親に説明しますが，親にとっては聞き慣れない言葉に遭遇し内容が十分に理解できないまま，精神的な動揺が強くなります．障害者が十分に社会参加できるほど世の中は進んではいませんから，障害者とほとんど面識がない人も多く，障害者を健常者とは別の種類の人間だと思って，障害者と付き合うことを特別視している人さえいます．このような状況では，正しい知識を得ても，正しく理解することはできません．日ごろから，どこにでも障害者がいないことに疑問をもち，さまざまな個性をもつ人々が平等に参加機会を得られる社会の創造に貢献していきましょう．

遺伝子診断・治療

　1953年に米国の分子生物学者ワトソン（James Dewey Watson, 1928-）がDNAの二重らせん構造を発見してから，人の行動，性格や人生行路が遺伝子のレベルで決定されるという，遺伝子決定論が提唱されるようになりました．1987年に米国では「ヒトゲノム計画」が始まり，日本を含む6カ国24機関が参加して，ヒトゲノムを解読する研究を行い，2003年に終了しました．ヒトゲノムとは，ヒトを作り上げ，その一生を全うするのに必要な全遺伝子情報を備えるDNAのセットを指します．ヒトゲノム計画によって，約30億個の塩基を99.99％の精度で読み取り，約3万個の遺伝子を突きとめました．その中には，がん，リウマチ，統合失調症などの病気と関連する遺伝子も含まれています．

　遺伝子診断によって，自分のかかりやすい病気がわかるようになります．遺伝子診断は受精卵の段階でできるので，この段階で命の選別が行われる可能性があります．遺伝子は病気以外の情報ももっているので，さまざまな人間の能力や性質が受精卵の段階でわかることにより，優秀な子孫を残そうとする力が働くかもしれません．遺伝子治療が可能な場合もありますが，治療法のない遺伝病をもつことがわかってしまうこともあります．

シナリオ35

　ヨウコさんは31歳の女性で，最近乳がん遺伝子検診を受けました．家族性乳がんに関係する遺伝子に異常があることがわかり，毎年乳房X線撮影による検診を受けるように言われました．遺伝子診断はできても遺伝子治療はできないのです．ヨウコさんは写真家として活動していて，これからは海外を回って写真を撮り続けたいと思っています．毎年検診を受けるのは面倒だし，乳がんになるのではないかと心配しながら生活するのもごめんだと考えたヨウコさんは，乳房を切除してしまおうと思いつきました．ヨウコさんの母親は5年前に乳がんで亡くなっています．

遺伝子診断・治療

質問 35-1　あなたは，ヨウコさんの考えに賛成ですか．

あなたの考えを書きましょう．

　将来病気になるかもしれないという不安を除去するための行為は，医療行為といえるでしょうか．医療行為が正当だとされるには，次のような条件があるといわれています．
- 異常な状態を正常な状態にすること．
- 危害を招かないこと，あるいは危害以上の効果があること．
- その治療をしないと致命的な結果になること．

　したがって，正常な状態をより好ましい状態にすることは，通常は医療行為とはみなされないということになります．しかし，経済的な理由による人工妊娠中絶，同性愛者のための性転換手術，美容整形など，医療技術が使われている例もあります．
　遺伝的な要因が原因となる病気には，次の3種類があります．
- ある家系に多く発生するが遺伝法則に基づいて予測することはできないもので，二分脊椎症，無脳症，若年性糖尿病などが含まれる．
- 染色体異常によるもので，ダウン症などが含まれる．
- 単一遺伝子によるもので，ハンチントン舞踏病などが含まれる．

　遺伝子治療が行われているのは，ADA欠損症や家族性高コレステロール血症などであり，その他の疾患は診断はできても治療法がないという場合が多いのが現状です．治療法がないのに診断だけできるというのは，患者にとっては非常に悩ましい問題です．早期発見・早期治療が推奨されるのは，早期に発見すれば治療が可能な場合だけです．自覚症状もないのに診断だけが下されると，診断によって病人になってしまいます．医学技術が進歩し新しい病気が発見されれば，患者が増えます．医師が増えると，診断する人が増えるので，患者も増えます．完全治癒する治療法が確立すれば患者は減りますが，多くの治療法は悪化予防や緩和にとどまります．病気の治療だけでなく，患者のケアについても同時に考えていく必要があります．
　ナンシー・ウェックスラーという米国の生物学者は22歳のときに父親から，母親がハンチントン舞踏病であることを知らされました．この病気は40歳前後から身体が踊るように動き出し，

第4章　生命倫理の問題

精神の働きもなくなって衰弱死してしまう病気です．彼女は遺伝学の研究を始め，父親も「遺伝学基金」を作って研究を支援しました．彼女は遺伝的素因を発見するうえで素晴らしい研究成果を上げましたが，自分自身が遺伝子診断を受けることは拒否し，「知らされない権利」を主張しています．

臓器移植

　1963年に米国のコロラド大学で，世界で初めて肝臓移植が行われました．翌年の1964年には日本でも千葉大学で心臓死の提供者から肝臓移植が行われました．両方とも手術中に患者は死亡しました．1967年には南アフリカでバーナード医師が心臓移植を行い，手術後20日目に患者は死亡しました．翌年の1968年には日本でも札幌医科大学の和田教授が心臓移植を行い，83日目に死亡しました．和田教授は殺人容疑で告発されましたが，不起訴処分になりました．その後米国をはじめ，各国で臓器移植が多く行われるようになりました．日本では1979年に角膜および腎臓の移植に関する法律が成立しています．1985年には厚生省の研究班が脳死判定基準を公表しました．1988年には日本医師会生命倫理懇談会が，脳死を人の死と認める最終報告を発表しました．1990年に厚生省は「臨時脳死及び臓器移植調査会（脳死臨調）」を組織し，1992年1月22日には「脳死を人の死とすることについて概ね社会的に受容され合意されている」として，脳死体からの臓器移植を認める答申を提出しました．何をもって人の死とするか，また臓器移植について，広く十分な論議が尽くされていないという指摘がありましたが，1997年には臓器移植法が施行されました．

　臓器移植法のポイントは次のとおりです．
- 臓器提供は任意でなければならない．生存中に書面により臓器提供の意思を表示している場合であり，それを知った遺族が臓器摘出を拒まない，または遺族がない場合に，臓器を摘出できる．
- 医師は臓器の提供を受ける患者や家族に説明しなければならない．
- 脳死とは脳幹を含む全脳の機能が不可逆的に停止することである．
- 脳死判定（深い昏睡，瞳孔散大と固定，脳幹反射消失，平坦な脳波，自発呼吸停止，この検査を6時間以上後にもう一度判定する）は2名以上の医師が行う．
- 臓器の売買を禁じる．

　臓器提供者が，書面により臓器提供の意思を表示するためのカード（通称ドナーカード）が配布されています．臓器移植法により，脳死で提供できる臓器として定められているのは，心臓，肝臓，肺，小腸，腎臓，膵臓です．脳死の後に起こる心停止の後に提供できる臓器には，腎臓，膵臓，眼球（角膜）があります．皮膚，心臓弁，血管，耳小骨，気管，骨などの組織については，この法律で規定されていませんが，家族が承諾すれば移植が可能です．

　脳死からの臓器移植以外に，生存している人の複数ある臓器のうちの一つを別の人に移植するという生体移植があり，1964〜1990年に7,000件以上の生体腎移植が行われたといわれています．日本移植学会では，生体臓器移植提供者を，原則として血縁者または家族に限定し，本人の自発的な意思により，報償を目的としたり，他から強制することを禁じ，未成年者や精神障害者からの提供も禁止してきました．しかし，症例ごとに医療機関の倫理委員会で検討することを条件にこの基準を緩和しています．

臓器移植

シナリオ 36

　エツコさんは,「全臓器提供」と記したドナーカードをもって入院し,1週間後に脳死が確定しました.エツコさんから心臓,肝臓,腎臓,角膜が摘出され,各臓器はそれぞれ別の病院で,6名の患者に移植されました.エツコさん一人の命が6人の命を救ったのです.

> **質問 36-1**　あなたは自分の臓器提供について賛成ですか,反対ですか.それぞれの理由も考えてみましょう.

あなたの考えを書きましょう.

　脳死による臓器移植が問題なく行われるためには,次の条件が必要だといわれています.
- 提供者や家族の自由意思で臓器移植が決定されること.
- 臓器受容候補者の選択が公平に行われること.
- 臓器受容候補者が自由意思で移植を選択すること.
- 移植手術の執刀者が正しい理由で選択されること.

　臓器移植をすることが優先されて,患者が望む延命治療が行われないといったことがあってはなりません.脳死による臓器移植が普及している米国では,結果的に臓器受容者には,白人,高学歴,高収入の男性が多いそうです.臓器受容候補者として,社会的に強い立場にある人が意図的に選ばれるということがあってはいけません.臓器受容候補者には,インフォームド・コンセントを行い,移植手術を受けることの利益だけでなく,不利益や危険性について十分な説明がなされなければなりません.移植手術は正当な資格のある医師が執刀すべきであり,名声や派閥争

第 4 章　生命倫理の問題

いのために執刀者が決まるようなことがあってはいけません．医療従事者では臓器移植を望む人が少ないといわれています．このことは，一般の人々には知られていない不利益や危険があることを予想させます．

日本では，臓器移植法が施行されてから 8 年間で 39 例の臓器提供があり，150 名が移植を受けました．米国では年間 7,000 件の臓器提供が行われていることと比較すると，かなり少ないといえます．日本臓器移植ネットワークでは「いのちの贈りもの　あなたの意思で助かる命」などの冊子を配布するなど，臓器移植についての啓発活動を行い，2004 年の調査によると 10.5％の人がドナーカードをもっているそうです．

シナリオ 37

ワダさんは腎臓移植をする必要があります．海外で臓器移植をしている人が多く，「海外移植ツアー」と呼ばれているという話を聞きました．中国，フィリピン，米国などで腎臓移植が行われているそうです．しかし，中国の臓器提供者には死刑囚が多いとか，生体間移植ができる場合には臓器売買が行われていることを知りました．ストリートチルドレンを誘拐して臓器売買で稼いでいる犯罪組織があるという話も聞きました．

質問 37-1　あなたがワダさんの立場だったら，「海外移植ツアー」に参加しますか．

あなたの考えを書きましょう．

臓器移植では，社会的に弱い立場の人が不当な不利益を受けることがあります．死刑が多い国で死刑囚からの臓器提供が多いとか，臓器売買が禁じられていない国で貧困のために自分や家族の臓器を売るといったことが起きているのです．若い頃は売春をさせられ，その後は臓器を売られるといったこともあるのです．すべての人が個人の自由な意思で決定できるような仕組みが必要です．

他の人から臓器を提供してもらわなくても，自分の身体から自分の臓器を作る方法が研究されています．人体のあらゆる組織の細胞に変化することのできるES細胞を作製する研究が進んでいます．最近の研究では，皮膚からiPS細胞という万能細胞を作製することもできるようになりました．万能細胞を活用すれば，失った臓器や組織を復活させることができる可能性があり，これは再生医療と呼ばれます．万能細胞からは移植用の臓器を作ることができるだけでなく，クローン人間も作ることができる可能性があるので，万能細胞の研究に異議を唱える人もいます．

安楽死，尊厳死

安楽死とは，激痛に苦しむ人を薬物やその他の手段で死に至らしめることです．一般に安楽死は，積極的安楽死と消極的安楽死に分けられます．積極的安楽死は，患者の自発的意思により，十分な理由が成立すれば，医師によって薬物の注射などが行われます．オランダでは2000年に合法化されました．消極的安楽死は延命治療を中止することで，通常の医療行為とみる立場もあります．「患者が苦しんでいてかわいそうだから」と医師が判断して，患者を死に至らしめることは慈悲殺（mercy killing）と呼ばれ，違法です．

尊厳死とは，患者が延命行為を拒否して，自然の死を選ぶことによって得られる死で，自発的消極的安楽死と呼ばれることもあります．患者自身が致死薬を服用したり，自殺機械のボタンを押したりすることを医師が手助けすることは，医師幇助自殺になりますが，これが尊厳死と呼ばれることもあります．

1962年に，脳卒中で倒れた父親を息子が毒殺したという事件があり，名古屋高等裁判所の判決では以下の安楽死の6要件が示されました．
- 不治の病で死が目前に迫っている．
- 苦痛が激しい．
- 死苦の緩和が目的である．
- 本人の嘱託または承諾がある．
- 医師が行う．
- 倫理的に妥当な方法による．

1976年には安楽死協会が設立され，1983年には日本尊厳死協会と改称されました．安楽死や尊厳死を肯定する人が増えていますが，これが実行されるには問題があります．1991年には東海大学医学部付属病院で安楽死事件が起こりました．末期がんの患者の病名は家族にだけ知らされており，家族は昏睡状態が続く患者の治療の中止を求めました．担当の内科医であった大学助手は治療を中止しました．長男が「いびきを聞くのがつらい」と言ったので，医師は通常の2倍の量の鎮痛剤，抗精神病薬を注射しました．しかし状態は変わらず，長男が「今日中に家につれて帰りたい」と言ったので，医師は塩化カリウム20 ml を注射し，患者は死亡しました．医師は殺人罪に問われました．横浜地方裁判所の判決では以下の安楽死の4要件が示されました．

第4章　生命倫理の問題

- 肉体的に耐え難い苦痛がある．
- 死が避けられず，死期が迫っている．
- 苦痛を除くための手段を尽くし，他に手段がない．
- 本人が安楽死を望む意思を明示している．

　日本尊厳死協会の会員は，現在 10 万人以上といわれています．治る見込みのない病気にかかり，死期が迫ったときに「尊厳死の宣言書」(living will) を医師に提示し，人間らしく安らかに，自然な死を遂げる権利を確立する運動を展開しています．宣言書では，無意味な延命措置を拒否し，苦痛を最大限和らげる治療を求め，植物状態に陥った場合には，生命維持措置を行わないことを求めています．

シナリオ 38

　メグミさんの母親が，末期がんだと診断されました．母親は，普段からピンピンコロリ（ぴんぴんと元気に生活し，突然ころりと死ぬ）という言葉に共感していて，診断を聞いた後も，延命治療で苦しみながら命を長らえるのは嫌だと言っています．しかし，メグミさんもほかの家族も母親に少しでも長く生きていてほしいと思うので，できる限りの治療を求めています．

> 質問 38-1　あなたがメグミさんだったら，延命治療を受けるように母親を説得しますか．あるいは，母親の希望が叶うように家族を説得しますか．

あなたの考えを書きましょう．

安楽死，尊厳死

　1975年に，尊厳死について大勢の人が考えるきっかけとなった事件が米国で起こりました．21歳のカレン・クィンランさんは，友人の誕生日会で意識を失い，病院に運ばれました．意識が戻らないまま，人工呼吸器につながれ，9日後に神経専門医がいる別の病院に転送されましたが回復せず，経管栄養が始められました．彼女の病状は遷延性植物状態（persistent vegetative state；PVS）になってしまったのです．両親は献身的に介護をしていましたが，カレンさんが首を捻じ曲げ，うなり声を上げるのを見ていることができませんでした．経管から入れられた栄養液を苦しそうに嘔吐することもありました．入院後5カ月が過ぎ，家族は，元気だったころにカレンさんが親しい人の死に接したとき「植物状態になって，機械につながれたまま生かされ続けるのは嫌」と言っていたことを思い出し，カレンさんはこんな状態で生き続けることは絶対に望まないに違いないと確信しました．家族は教会の牧師にも相談し，牧師から「生命を尊重しなければならないけれど，延命のために不自然な処置を受ける義務はない」という言葉を得ました．ところが主治医は，カレンさんの状態が「脳死」ではないことを理由に，家族の「呼吸器を外してほしい」という申し出を拒否しました．医師は「呼吸器を外す」行為は，「医療の『標準』から逸脱する」と考えていたのです．両親は娘を安らかに眠らせるために訴訟を起こしました．遷延性植物状態の患者は大勢いましたが，訴訟になった最初のケースでした．州高等裁判所の判決は，「カレンさんの呼吸器を外してはならない」でした．1週間後に両親が控訴し，その後に最高裁判所では「父親を代理人とする」ことを認め，事実上呼吸器が外されることになりました．ところが，カレンさんは呼吸器が外された後も，自らの呼吸で生き続けたのです．医師たちは，「呼吸器が外れたのだから，この病院で入院を続ける必要はない」と退院を迫りました．その後カレンさんは，9年以上も生き続けました．

　植物状態の患者は，治療を中止しても，経管栄養と水の補給によって生き続けることができます．経管栄養と水の補給の停止は，栄養と水を与えないということであり，人間を餓死させることと同じだと考えられ，倫理的に問題があります．そこで，安らかな死を求める人々は，治療の停止以上のこと，つまり安楽死や医師幇助自殺を望むようになります．

　1994年に米国のオレゴン州で，医師幇助自殺を認める法案が，賛成51％，反対49％の住民投票で可決されました．医師幇助自殺が合法となる条件は次のとおりです．
- 患者は自殺幇助の要望を口頭と文書で二度表明する．
- 最初と二度目の要望書提出の期間を15日間とする．
- 二人の医師が患者の余命について一致した診断を行う．
- 「死にたい」という願望が自発的であることを証言する証人がいる．
- 患者の判断力の低下やうつ症状が疑われる場合は，臨床心理学者の診断を受ける．
- 患者自身が致死薬を飲むことや注射は認められない．

　同じ米国でも，連邦最高裁判所は，医師幇助自殺を認めてはいません．そして米国のミシガン州では，ジャック・ケボキアン医師が1990～1998年までに130件の自殺幇助を行い10～25年の禁固刑を受けています．ミシガン州では1998年に住民投票で医師幇助自殺法が否決されました．

　オランダでは，2001年に安楽死関連法案を賛成多数で可決しました．安楽死の条件は次のとおりです．
- 12歳以上の患者本人の強い意思がある．
- 耐えられない苦痛がある．
- 回復の見込みがない．

第4章　生命倫理の問題

- 二人以上の医師の承認がある．

オランダでは 2002 年に安楽死法が施行され，年に 3,000 人以上が医師幇助自殺を遂げたといわれています．

ベルギーでも安楽死は賛成多数で可決しました．条件は次のとおりです．

- 18 歳以上である．
- 不治の病で耐え難い苦しみがある．
- 本人の強い意思表示が 2 回以上ある．
- 二人以上の医師の承認がある．

安楽死や医師幇助自殺が合法化されている国は世界でも少なく，倫理的に大きな問題があります．安楽死が合法化されているオランダでも，「生きることに疲れた」という理由で安楽死を求めた患者を死亡させた医師は，有罪となりました．安楽死推進派の人々は，精神的苦痛も対象とすべきだと主張していますが，法律では，肉体的な苦痛を伴う患者の安楽死が対象だと判断しています．

緩和ケア，ホスピス

緩和ケアとは，治癒を目的にした治療に反応しなくなった患者に対する積極的，全人的なケアです．痛みなどの不快な症状と精神的，社会的，スピリチュアルな問題を抑えることを優先し，患者と家族の最善の生活・生命の質（quality of life；QOL）を達成することが，緩和ケアの目標です．

シナリオ 39

ミヨさんは，末期がんで治療をしなければ余命 3 カ月という説明を受けました．回復の可能性は低くても，あきらめずに最後まで積極的な治療をするか，がんの治療はせずに緩和ケアを受けて残りの人生を生きるか，どちらを選択しようか迷っています．

緩和ケア，ホスピス

> 質問 39-1　あなたがミヨさんなら，どちらを選びますか．

```
あなたの考えを書きましょう．




```

　緩和ケアでは，死を正常な過程であると考え，死を早めることも引き伸ばすこともせず，痛みやほかの苦痛の緩和を行います．緩和ケアには，患者が死に至るまで，積極的に生きるのを援助し，患者の病気中や死別後に悲嘆の時期を過ごす家族を支えるシステムがあります．

　日本では，総合病院の中に緩和ケア病棟があることが多いのが現状ですが，欧米では，緩和ケアだけを行う独立した施設があり，ホスピスと呼ばれています．自宅で緩和ケアを受ける在宅ホスピスも増えています．

　緩和ケアにかかわる専門職は，医師，看護師，ソーシャルワーカー，作業療法士などです．緩和ケアにおいても，放射線治療や化学療法，手術により得られる利益が損失を上回る場合には，治療が行われます．しかし，緩和ケアでは，積極的な病気治療を優先するのではなく，ただ死を待つだけでもなく，残りの人生を健やかに暮らすことが優先されるのです．

シナリオ 39 のつづき

　ミヨさんは緩和ケアを受けることに決めました．痛みを抑えるためにモルヒネが使われました．また，とても体調が悪いときには鎮静薬が使われました．鎮静薬は意識レベルを落とし，眠らせる作用があります．ミヨさんは，家族や友人のために何か残したいと考え，マフラーを編むことにしました．気分の良いときには，マフラーを編むことができますが，編んだ後は疲れてしまいます．家族は，ミヨさんが疲れることを嫌がっています．一方ミヨさんは，眠たくなってしまう鎮静薬の注射を断り，がんばって少しでも多くマフラーを編もうとしています．

第4章　生命倫理の問題

> 質問39-2　あなたがミヨさんの家族ならどうしますか．

あなたの考えを書きましょう．

　絵を描いたり，楽器の演奏をしたりといった作業に没頭することは，疼痛緩和効果があります．米国では，作業療法士が患者の最後に行いたいことを実現するための支援を行っています．例えば，幼い娘を残して死にいく若い母親の患者に対して，娘に送る手紙を書くことを作業療法士が支援しました．母親は卒業，結婚，出産など，娘の人生の節目に立ち会えないので，そのつど娘に読んでもらう手紙を書いたのです．この手紙によって，母親は娘の人生に寄り添い続けることができると信じることができたのです．また，ある脳腫瘍の患者は，最後の願いとして釣りに行きたいと言いました．釣りで17 kgの鮭を釣り上げた患者は，家族に豪華な食事を提供するという最後の役割を果たすことができました．

　人生の最後は，安らかに穏やかな日々を送りたいと考える人もいるでしょうし，もう一度何かに挑戦したいと考える人もいるでしょう．ミヨさんの人生ですから，ミヨさんがしたいことをすることが尊重されなければなりません．しかし，ミヨさんの家族が納得しなければ，家族の関係が崩れ，ミヨさんと死別した後に家族が後悔したり苦しんだりすることになります．ミヨさんの気持ちを尊重することを原則として確認しながら，周囲の人々の気持ちを調整していくことが大切です．

参考文献

【書籍】

1) 赤林　朗, 大林雅之（編）：ケースブック医療倫理. 医学書院, 2002（127頁）
   前半は16事例あり, 当事者の要望, 価値, 考慮点が提示され, 読者が考えるための質問が設定されている. 後半は11事例あり, 7名の著者が事例のとらえかたや問題の解決法について, 1事例につき数名ずつがコメントを述べている.
2) 赤林　朗：入門・医療倫理Ⅰ. 勁草書房, 2005（358頁）
   倫理学の基礎理論と概念, 生殖医療など具体的な問題について, 8名が執筆している. 表や囲み記事が多用され, 医療倫理に関するさまざまな議論を広い範囲で知ることができる.
3) Bailey DM, Schwartzberg SL：*Ethical and Legal Dilemmas in Occupational Therapy*, 2nd ed. FA Davis, Philadelphia, 2003（224頁）
   作業療法士の著者による本の第2版である. 倫理と法の理論, 原則を用いて, 事例を分析・解説している. 作業療法に関連する事例がある.
4) Beauchamp TL, Childress JF：*Principles of Biomedical Ethics*, 5th ed. Oxford University Press, New York, 2001（454頁）
   本書でも採用している4種の倫理原理を中心に述べている本の第5版である. 第3版は翻訳され1997年に『生命医学倫理』（602頁）として成文堂から出版されている.
5) Bernat JL（著）, 中村裕子（監訳）：臨床家のための生命倫理学—倫理問題解決のための実践的アプローチ. 協同医書出版社, 2007（580頁）
   神経科医である著者による本『*Ethical Issues in Neurology*』の第2版の翻訳である. 前半は理論, 専門職倫理, 倫理委員会について書かれており, 後半は神経疾患患者の臨床で遭遇する脳死, 認知症などの倫理的問題が丁寧に解説されている.
6) 茨木　保：まんが 医学の歴史. 医学書院, 2008（356頁）
   経験や呪術によって始まった医療が, 自然科学としての医学として発展した様子をまんがで親しみやすく解説している.
7) 加藤尚武：脳死・クローン・遺伝子治療—バイオエシックスの練習問題. PHP新書, 1999（222頁）
   自由主義と共同体主義の比較による生命倫理の問題に対する考えかたの解説に始まる. 脳死などの典型的な倫理問題について, どこに注目しどのように考えることができるかを説明している.
8) Hope T（著）, 児玉　聡, 赤林　朗（訳）：1冊でわかる 医療倫理. 岩波書店, 2007（171頁）
   事実や極端な例（思考実験）を用いて, 医療倫理の考えかたを示している. 直感や常識が, 正しいかどうかを問い直す機会となる. 問題を単純化し論理的に考える練習になる.
9) 宮坂道夫：医療倫理学の方法：原則・手順・ナラティヴ. 医学書院, 2005（264頁）
   医療倫理の問題に対して, 原則論, 手順論, 物語論という3つ方法論を提示している. 死, 生殖, 患者の権利, 医学研究など医療倫理の問題を15回の講義で扱えるように編集されている. ハンセン病の問題に詳しい.
10) 大庭　健, 他（編）：現代倫理学事典. 弘文堂, 2006（1075頁）
    300名以上の執筆者によって書かれた事典で, 倫理学の理論, 日常の倫理的問題, 道徳判断に関連する項目が含まれている.
11) 大林雅之：バイオエシックス教育のために. メディカ出版, 1999（164頁）
    1993〜1996年に発表された生命倫理に関する19の外国文献の紹介と著者のエッセイで構成されている.
12) Purtilo RB：*Ethical Dimensions in the Health Professions*, 4th ed. WB Saunders, Philadelphia, 2005（346頁）
    理学療法士であり, 倫理学者でもある著者による本の第4版である. 道徳と倫理の関係, 臨床実践における倫理的意思決定の仕方を6段階で示している. リハビリテーション関連の事例が掲載されている.
13) 塩野　寛, 清水惠子：生命倫理への招待, 改訂3版. 南山堂, 2007（222頁）
    看護教育用に書かれた本の第3版である. 生殖操作, 出産に関する内容が詳しい. 死, インフォームド・コンセント, 法についても章立てされている.
14) 砂屋敷忠, 吉川ひろみ, 岡本珠代, 他（編）：改訂増補版 医療・保健専門職の倫理テキスト—悩める医療ス

参考文献

タッフと学生のための事例集．医療科学社，2007（148頁）
前半は医療倫理の基本概念の説明で，後半は36事例が掲載されている．広島県立保健福祉大学教員により看護，放射線技術，理学療法，作業療法，言語聴覚療法学科の学生のために，チーム医療の演習教材として執筆された．

15) 立岩真也：ALS不動の身体と息する機械．医学書院，2004（456頁）
当事者が執筆した書籍など膨大な文献を引用し，ALS（筋萎縮性側索硬化症）の病状説明や治療などが日本ではどのように行われているかを描き出している．治療できない病気に対する医療者の態度に気づくことができる．

【論文】

1) 岡本珠代：プラシーボ使用の是非をめぐる考察．医学哲学医学倫理　20：80-94，2002
2) 岡本珠代：文献にみる海外の終末期作業療法．OTジャーナル　36(11)：1240-1245，2002
3) 岡本珠代：インフォームド・コンセントとクライエント中心医療．PTジャーナル　36(10)：793-797，2002
4) 岡本珠代：ターミナルケアの倫理．PTジャーナル　36(11)：877-882，2002
5) 岡本珠代：倫理ディレンマ事例の検討．PTジャーナル　36(12)：973-978，2002
6) 岡本珠代：インフォームド・コンセントの歴史．OTジャーナル　37(7)：736-740，2003
7) 久保井摂：患者の権利．OTジャーナル　37(8)：830-834，2003
8) 横藤田誠：十分な判断能力のない患者のインフォームド・コンセント．OTジャーナル　37(10)：1023-1028，2003
9) 吉川ひろみ：米国作業療法における倫理的ディレンマ．OTジャーナル　31(3)：251-254，1997
10) 吉川ひろみ：倫理的ディレンマ事例を用いた複数学科合同授業．OTジャーナル　33(11)：1097-1101，1999
11) 吉川ひろみ：クライエント中心の作業療法と対話型インフォームド・コンセント．OTジャーナル　37(12)：1190-1194，2003
12) 吉川ひろみ：医療における実践：インフォームド・コンセントとチーム医療．日放技会　60(6)：772-776，2004
13) 吉川ひろみ：研究と倫理．山田　孝（編）：標準作業療法学　作業療法研究法．医学書院，2005，pp199-214

【雑誌の特集】

1) 『考えよう！　身の回りのエシックス』OTジャーナル　42(3)：2008年
　吉川ひろみ：エシックスと作業療法．194-202
　宮坂道夫：医療と危害—ハンセン病政策にみる「よかれと思って」の加害．203-208
　大林雅之：先端医療技術の倫理問題は技術的に解決できるのか．209-214
　岡本珠代：「ウソ」と倫理．215-219
　平野　互：守秘義務と個人情報保護—患者のプライバシー権について考える．220-224
　井上智子：臨床研究における倫理的配慮と倫理審査．225-228

2) 『倫理的実践を支える看護管理者の役割』看護管理　18(3)：2008年
　吉田千文：倫理的看護実践と看護管理．182-188
　濱口恵子，他：倫理的実践をはばむ組織上の課題と対応の実際．189-195
　中川典子，他：看護部倫理委員会による現場の変化と課題．196-201
　瀬下律子：倫理をよりどころにしたスタッフ支援．202-206
　豊田郁子：患者支援の立場から悩める医療者をサポートする．207-213

3) 『在宅ターミナル—逝く人の支援を考える』保健師ジャーナル　64(3)：2008年
　古山綾子，他：在宅緩和ケアの地域連携．223-228
　中山康子：在宅緩和ケアの整備へ向けて．229-233
　宮林幸江：遺族のためのグリーフケア．234-239

4) 『現場のジレンマと向き合う技法—倫理的意思決定の「4ステップモデル」を活用しよう！』保健師ジャーナル　64(2)：2008年
　麻原きよみ：保健師は日常の活動のなかで倫理的ジレンマを感じている．144-148

長江弘子，他：4ステップモデルを用いた倫理教育プログラムの展開方法．149-153
　　　小林真朝，他：4ステップモデルを使ってグループワークをしてみましょう．154-163
　　　岡　利香，他：倫理教育プログラムの教育効果．164-167
 5) 『コミュニケーション能力と倫理』看護教育　49(2)：2008年
　　　水嵜智子：コミュニケーション能力と倫理．112-117
　　　水嵜智子，他：コミュニケーションに関する思索と涵養．126-132
　　　中條正巳，他：成人看護分野におけるコミュニケーションおよび倫理の取り組み．126-132
　　　宮地真澄，他：総合看護学実習の取り組み．133-137
 6) 『インフォームド・コンセント再考！①』臨床看護　32(5)：2006年
　　　川上祐美：インフォームド・コンセントの限界と課題．752-757
　　　村松哲夫：インフォームド・コンセントにおける患者の自己決定について．758-764
 7) 『インフォームド・コンセント再考！②』臨床看護　32(6)：2006年
　　　永水裕子：裁判例にみるインフォームド・コンセントと説明義務．896-900
　　　佐伯恭子：臨床におけるインフォームド・コンセントを考える．901-908
 8) 『インフォームド・コンセント再考！③』臨床看護　32(7)：2006年
　　　酒井未知：インフォームド・コンセントにおける情報共有．1070-1073
　　　河原直人：インフォームド・コンセント再考．1074-1080
 9) 『看護研究における倫理を再考する』看護研究　40(5)：2005年
　　　勝原裕美子：研究者のモラルとミスコンダクト．3-12
　　　髙田早苗：倫理審査を行う側の立場から．13-16
　　　田村恵子：病院内看護研究の倫理審査の現状と課題．23-26
　　　髙田早苗，他：医療機関における看護研究倫理審査の実態．27-36
　　　小笹由香：倫理審査を行う側の立場から．37-42
　　　和泉成子：倫理審査を申請する立場から．43-50
　　　Anne J. Davis：アン・デービス博士との研究倫理についてのQ＆A．51-60
10) 『インフォームド・コンセント』PTジャーナル　32(11)：1998年
　　　加藤尚武：インフォームド・コンセントの現在と未来．815-818
　　　佐直信彦：リハビリテーション医療とインフォームド・コンセント．819-824
　　　岡田しげひこ：脳損傷例（若年者）の理学療法とインフォームド・コンセント．825-827
　　　髙倉保幸：悪性腫瘍の理学療法とインフォームド・コンセント．829-835
　　　羽原史恭：重症心身障害児・者と家族のためのインフォームド・コンセント．837-840
　　　水上昌文：脊髄・頸髄損傷者の理学療法とインフォームド・コンセント．842-846

【関連サイト】
 1) 日本生命倫理学会＜http://wwwsoc.nii.ac.jp/jab2/＞
 2) 日本臓器移植ネットワーク＜http://www.jotnw.or.jp/＞
 3) 日本尊厳死協会＜http://www.songenshi-kyokai.com/＞

資 料

資料目次

専門職倫理関連資料

ヒポクラテスの誓い（The Hippocratic Oath）（紀元前5世紀）……………………………… 93
日本医師会　医の倫理綱領・医の倫理綱領注釈（2000年）……………………………… 93
日本看護協会　看護者の倫理綱領（2003年）……………………………………………… 95
日本薬剤師会　薬剤師倫理規定（1997年）………………………………………………… 96
日本放射線技師会　綱領（1997年）………………………………………………………… 97
日本理学療法士協会　倫理規程（1997年）………………………………………………… 97
日本作業療法士協会　倫理綱領（1986年）………………………………………………… 98
世界作業療法士連盟　倫理綱領（2004年）*……………………………………………… 98
日本言語聴覚士協会　倫理綱領（2004年）………………………………………………… 99
日本臨床心理士会　倫理綱領（2005年）…………………………………………………… 99
日本ソーシャルワーカー協会，日本医療社会事業協会，日本社会福祉士会，日本精神保健
　福祉士協会　倫理綱領（2005年）……………………………………………………… 102
日本介護福祉士会　倫理綱領（1995年）…………………………………………………… 104

*世界組織の倫理綱領改定後に国内組織の倫理綱領が改定されていないため掲載

研究倫理関連資料

ニュールンベルグ綱領（The Nuremberg Code）（1947年）……………………………… 105
世界医師会（WMA）ヘルシンキ宣言（Declaration of Helsinki）（2000年）…………… 105
厚生労働省　臨床研究に関する倫理指針（2004年）……………………………………… 108
文部科学省，厚生労働省　疫学研究に関する倫理指針（2005年）……………………… 115

患者の権利関連資料

アメリカ病院協会　患者の権利章典（A Patient's Bill of Rights）（1992年）………… 119
東京都立病院の患者権利章典（2001年）…………………………………………………… 120
患者の権利に関する世界医師会リスボン宣言（2005年）………………………………… 122

その他関連資料

日本国憲法　第3章　国民の権利及び義務（1946年）…………………………………… 125
国際連合　世界人権宣言（1948年）………………………………………………………… 127
個人情報の保護に関する法律（2003年）…………………………………………………… 128

年譜

生命倫理関連年譜……………………………………………………………………………… 130
医学の歴史……………………………………………………………………………………… 132

専門職倫理関連資料

ヒポクラテスの誓い（The Hippocratic Oath） （紀元前5世紀）

　医師アポロン，アスクレピオス，ヒュゲイア，パナケイアをはじめ，すべての男神・女神にかけて，またこれらの神々を証人として，誓いを立てます．そして私の能力と判断力の限りをつくしてこの誓いとこの約定を守ります．この術を私に授けた人を両親同様に思い，生計をともにし，この人に金銭が必要になった場合には私の金銭を分けて提供し，この人の子弟を私自身の兄弟同様とみなします．そしてもし彼らがこの術を学習したいと要求するなら，報酬も契約書も取らずにこれを教えます．私の息子たち，私の師の息子たち，医師の掟による誓約を行って契約書をしたためた生徒たちには，医師の心得と講義そのすべての学習を受けさせます．しかしその他の者には誰にもこれを許しません．

　私の能力と判断力に従って食餌療法を施します．これは患者の福祉のためにするのであり，加害と不正のためにはしないようにつつしみます．致死薬は，誰に頼まれても，けっして投与しません．またそのような助言も行いません．同様に，婦人に堕胎用器具を与えません．純潔に敬虔に私の生涯を送り私の術を施します．膀胱結石患者に截石術をすることはせず，これを業とする人にまかせます．どの家に入ろうとも，それは患者の福祉のためであり，あらゆる故意の不正と加害を避け，とくに男女を問わず，自由民であると奴隷であるとを問わず，情交を結ぶようなことはしません．治療の機会に見聞きしたことや，治療と関係なくても他人の私生活についての洩らすべきでないことは，他言してはならないとの信念をもって，沈黙を守ります．もし私がこの誓いを固く守って破ることがありませんでしたら，永久にすべての人々からよい評判を博して，生涯と術とを楽しむことをお許しください．もしこれを破り誓いにそむくようなことがありましたならば，これとは逆の報いをして下さい．

　（ヒポクラテス，小川政恭（訳）：古い医術について 他八編．岩波書店，1963）

日本医師会　医の倫理綱領・医の倫理綱領注釈 （2000年）

➡ http://www.med.or.jp/nichinews/n120320u.html#rinri

医の倫理綱領

　医学および医療は，病める人の治療はもとより，人びとの健康の維持もしくは増進を図るもので，医師は責任の重大性を認識し，人類愛を基にすべての人に奉仕するものである．

1. 医師は生涯学習の精神を保ち，つねに医学の知識と技術の習得に努めるとともに，その進歩・発展に尽くす．
2. 医師はこの職業の尊厳と責任を自覚し，教養を深め，人格を高めるように心掛ける．
3. 医師は医療を受ける人びとの人格を尊重し，やさしい心で接するとともに，医療内容についてよく説明し，信頼を得るように努める．
4. 医師は互いに尊敬し，医療関係者と協力して医療に尽くす．
5. 医師は医療の公共性を重んじ，医療を通して社会の発展に尽くすとともに，法規範の遵守および法秩序の形成に努める．
6. 医師は医業にあたって営利を目的としない．

医の倫理綱領注釈

　医学および医療は，病める人の治療はもとより，人びとの健康の維持もしくは増進を図るもので，医師は責任の重大性を認識し，人類愛を基にすべての人に奉仕するものである．

　医師のなすべきことを考える時，倫理（ethics）と道徳（morality）という言葉がつねに伴う．ethicsはギリシ

資　料

ア語の éthos に，morality はラテン語の mos に由来し，本来これらの言葉はともに習慣や品性を意味した．また倫理という言葉は，道徳などの原理を検証し，議論することを想定して使われることもあるが，ここでは両者は同義語として，現在の世界の趨勢に従って「倫理」(ethics) という言葉を使用し，医師のなすべきことを示した．

1．医療の目的

医療は医(科)学の実践であり，医(科)学に基づいたものでなければならず，近年，根拠に基づく医療 (Evidence-Based Medicine；EBM) が強調されている．医師は医学的根拠のない医療，とくにいわゆるえせ医療 (quack medicine) に手を貸すことを厳に慎むべきである．

医療の目的は，患者の治療と，人びとの健康の維持もしくは増進（病気の予防を含む）とされる．患者の治療はともかくとして，健康とは何かということになると，その答えは難しい．

1948 年，世界保健機関 (WHO) は「健康とは，身体的，精神的そして社会的にあまねく安寧な（完全に良い）状態にあることであって，単に病気がないとか弱くないとかいうことではない」(Health is a state of complete physical, mental and social well-being and not merely the absence of disease or infirmity) とする『世界保健機関憲章』を示している．しかし，「身体的，精神的そして社会的にあまねく安寧な（完全に良い）状態にあること」となると，その判断は難しく，また今日では健康と疾病との境界がますます不明確になってきており，健康の基準を明確に示すことは困難であるといえよう．

健康の維持はともかくとして，健康の増進の面では例えばスポーツ選手の体力増強や，また美容整形，性転換手術など，どこまでが医師のなすべきことか，倫理的，法律的，社会的に問題となることもある．

ともあれ，医師は人びとの生命と健康に関与する業を行うことから，他の職種に比べてより重大な責任があるというべきで，医師はこの職業の尊厳と重要さを十分に自覚することが大切である．

2．医療は人類愛に基づく行為である

医療の本質は，人類愛に基づく行為である．これは自分の利益のためにするものではなく，他人の利益のために行うこと，すなわち奉仕であることを肝に銘じておくことが必要である．

したがって，医療行為は人類愛に基づく自発的行為で，医師は良心と医の倫理に従って医業を行うものである．また，相手の身分や貧富の差，国籍，宗教などに左右されることなく，すべての人の生命の尊厳を尊重し，博愛と奉仕の精神をもって医療に尽くさねばならない．しかし，医療資源には限度があるため，すべての人に平等に医療を行うことは必ずしも容易でない．このような場合，医師は医学的判断に基づき公平な対応をするよう努めるべきである．

3．医の倫理の変遷

医の本質は人類愛に基づく行為であることに変わりはないが，20 世紀後半になると，社会環境の変化や医学の進歩・発展などにより，とくに医師と患者あるいは一般の人びととの間の人間関係についての考え方に大きな変化が生じ，医の倫理が見直されるようになった．

そもそも医の倫理に関しては，これまで，西洋では古代ギリシアのヒポクラテス学派の考えが踏襲されてきており，東洋では伝統的に「医は仁術」とされてきた．このように，洋の東西を問わず，医療については専門家である医師に任せること，そして医師は親が子を思う気持ちで誠意をもって患者に尽くすこと（パターナリズム〈父権主義〉，paternalism）が強調され，医師と患者との間にそれなりの信頼関係による医療が成立していた．

しかし，20 世紀半ばになると，医学および医療が急速に進歩し，脳死や臓器移植などの高度かつ複雑な医療問題が登場してきた．その一方で，医療情報の普及により医療に対する一般の人たちの関心が増大し，さらに近代民主主義国家の発展，医療保険制度の普及に伴い，国民の医療を受ける権利が主張されるようになってきた．

また，ニュールンベルグ裁判で第二次世界大戦中に行われたナチスの非人道的行為が明らかにされたのを受けて，第 18 回世界医師会総会 (1964) は，ヒトを対象とする医生物学的研究における被験者の人権擁護を目的として『ヘルシンキ宣言』を採択した．さらに，1975 年の東京総会においてその改正案を採択し，インフォームド・コンセント (informed consent) が不可欠であることを宣言した．この宣言はその後数回にわたり改定されているが，医の倫理として広く各国で承認されている．

1960 年代後半になると，世界的公民権運動の高まりのなか，アメリカを中心に医療における患者の人権擁護の

立場から，医の倫理として患者の自己決定権とインフォームド・コンセントの尊重が重視されるようになり，これは法理のうえでも妥当なものとされるようになった．医生物学的研究のみならず，医療においてもインフォームド・コンセントが不可欠となってきたのである．

この考えは，1980年代後半頃からわが国にも波及，浸透し，社会に定着してきている．要するに，これまでの考えのように，患者を被護者として取り扱うのではなく，医師と患者の立場は人間としては対等であり，患者の意思を尊重しようとするもので，これまでのパターナリズムに基づく医療が考え直されるようになった．そして，この考えは医の倫理としてだけではなく，とくに法理のうえでも重視され，医師の間にも急速に広がってきた．

しかしこれは，個人主義を基盤とする西洋型の民主主義社会で起こってきた考え方であり，わが国は欧米とは異なった社会状況にあることから，わが国に適したインフォームド・コンセントの構築が求められる．すなわち，患者の人権擁護そのものに異存はないとしても，むしろ医師と患者との間のより良い人間関係や信頼関係を築くうえで，インフォームド・コンセントは大切なものであると考えるべきである．（第Ⅱ次生命倫理懇談会：「説明と同意」についての報告）

わが国では1997年の『医療法』の改正により，インフォームド・コンセントが医療法上の医師の努力義務として明記された．上記のように，われわれ医師は，これを医師と患者との間の信頼関係とより良い医療環境を築くうえで大切な倫理上の責務と解すべきである．権利・義務関係を強調することで医師と患者との間の信頼関係が薄れ，その人間関係が形式的で冷たいものにならないように注意すべきである．ともあれ，医療者と患者との間の共感，触れ合いの気持ち，信頼感といった感情も重要なものであることを心すべきである．

また，患者の自己決定権とインフォームド・コンセントの尊重という考えは，20世紀後半に発展してきた先端医療を支える大きな力となったことも確かであり，脳死，臓器移植，遺伝子治療，さらに尊厳死，安楽死といった問題の解決の倫理的基盤をなしてきたことは特筆されよう．

しかし，最近は非配偶者間の体外受精，男女産み分け，代理母，いわゆるクローン人間の作製など，さまざまな生殖医療やその他の高度医療技術が発達した結果，本人のインフォームド・コンセントがあっても，果たして倫理的に許容しうるのかという問題が提起されている．このような高度医療技術の制御に関しては，医師もしくは研究者個人の判断や，医師集団の自己制御のみならず，法律あるいは経済的，社会的制御といった多面的な検討が大切であり，難しい問題となっている．（第Ⅰ次生命倫理懇談会：「男女生み分け」に関する報告／第Ⅰ次生命倫理懇談会：「高度医療技術とその制御」についての報告）

日本看護協会　看護者の倫理綱領　（2003年）

http://www.nurse.or.jp/nursing/practice/rinri/pdf/rinri.pdf

前文

人々は，人間としての尊厳を維持し，健康で幸福であることを願っている．看護は，このような人間の普遍的なニーズに応え，人々の健康な生活の実現に貢献することを使命としている．

看護は，あらゆる年代の個人，家族，集団，地域社会を対象とし，健康の保持増進，疾病の予防，健康の回復，苦痛の緩和を行い，生涯を通してその最期まで，その人らしく生を全うできるように援助を行うことを目的としている．

看護者は，看護職の兔許によって看護を実践する権限を与えられた者であり，その社会的な責務を果たすため，看護の実践にあたっては，人々の生きる権利，尊厳を保つ権利，敬意のこもった看護を受ける権利，平等な看護を受ける権利などの人権を尊重することが求められる．

日本看護協会の『看護者の倫理綱領』は，病院，地域，学校，教育・研究機関，行政機関など，あらゆる場で実践を行う看護者を対象とした行動指針であり，自己の実践を振り返る際の基盤を提供するものである．また，看護の実践について専門職として引き受ける責任の範囲を，社会に対して明示するものである．

条文

1. 看護者は，人間の生命，人間としての尊厳及び権利を尊重する．

資　料

2. 看護者は，国籍，人種・民族，宗教，信条，年齢，性別及び性的指向，社会的地位，経済的状態，ライフスタイル，健康問題の性質にかかわらず，対象となる人々に平等に看護を提供する．
3. 看護者は，対象となる人々との間に信頼関係を築き，その信頼関係に基づいて看護を提供する．
4. 看護者は，人々の知る権利及び自己決定の権利を尊重し，その権利を擁護する．
5. 看護者は，守秘義務を遵守し，個人情報の保護に努めるとともに，これを他者と共有する場合は適切な判断のもとに行う．
6. 看護者は，対象となる人々への看護が阻害されているときや危険にさらされているときは，人々を保護し安全を確保する．
7. 看護者は，自己の責任と能力を的確に認識し，実施した看護について個人としての責任をもつ．
8. 看護者は，常に，個人の責任として継続学習による能力の維持・開発に努める．
9. 看護者は，他の看護者及び保健医療福祉関係者とともに協働して看護を提供する．
10. 看護者は，より質の高い看護を行うために，看護実践，看護管理，看護教育，看護研究の望ましい基準を設定し，実施する．
11. 看護者は，研究や実践を通して，専門的知識・技術の創造と開発に努め，看護学の発展に寄与する．
12. 看護者は，より質の高い看護を行うために，看護者自身の心身の健康の保持増進に努める．
13. 看護者は，社会の人々の信頼を得るように，個人としての品行を常に高く維持する．
14. 看護者は，人々がよりよい健康を獲得していくために，環境の問題について社会と責任を共有する．
15. 看護者は，専門職組織を通じて，看護の質を高めるための制度の確立に参画し，よりよい社会づくりに貢献する．

日本薬剤師会　薬剤師倫理規定　（1997年）

http://www.nichiyaku.or.jp/about/about/pdf/kouryo.pdf

前文

薬剤師は，国民の信託により，憲法及び法令に基づき，医療の担い手の一員として，人権の中で最も基本的な生命・健康の保持増進に寄与する責務を担っている．この責務の根底には生命への畏敬に発する倫理が存在するが，さらに，調剤をはじめ，医薬品の創製から，供給，適正な使用に至るまで，確固たる薬の倫理が求められる．

薬剤師が人々の信頼に応え，医療の向上及び公共の福祉の増進に貢献し，薬剤師職能を全うするため，ここに薬剤師倫理規定を制定する．

任務

第 1 条　薬剤師は，個人の尊厳の保持と生命の尊重を旨とし，調剤をはじめ，医薬品の供給，その他薬事衛生をつかさどることによって公衆衛生の向上及び増進に寄与し，もって人々の健康な生活の確保に努める．

良心と自律

第 2 条　薬剤師は，常に自らを律し，良心と愛情をもって職能の発揮に努める．

法令等の遵守

第 3 条　薬剤師は，薬剤師法，薬事法，医療法，健康保険法，その他関連法規に精通し，これら法令等を遵守する．

生涯研鑽

第 4 条　薬剤師は，生涯にわたり高い知識と技能の水準を維持するよう積極的に研鑽するとともに，先人の業績を顕彰し，後進の育成に努める．

最善尽力義務

第 5 条　薬剤師は，医療の担い手として，常に同僚及び他の医療関係者と協力し，医療及び保健，福祉の向上に努め，患者の利益のため職能の最善を尽くす．

医薬品の安全性等の確保
第　6　条　薬剤師は，常に医薬品の品質，有効性及び安全性の確保に努める．また，医薬品が適正に使用されるよう，調剤及び医薬品の供給に当たり患者等に十分な説明を行う．
地域医療への貢献
第　7　条　薬剤師は，地域医療向上のための施策について，常に率先してその推進に努める．
職能間の協調
第　8　条　薬剤師は，広範にわたる薬剤師職能間の相互協調に努めるとともに，他の関係職能を持つ人々と協力して社会に貢献する．
秘密の保持
第　9　条　薬剤師は，職務上知り得た患者等の秘密を，正当な理由なく漏らさない．
品位・信用等の維持
第　10　条　薬剤師は，その職務遂行にあたって，品位と信用を損なう行為，信義にもとる行為及び医薬品の誤用を招き濫用を助長する行為をしない．

日本放射線技師会　綱領　（1997年）

http://www.jart.jp/profile/code.html

1．わたくしたちは，医療を求める人々に奉仕します．
　　We will render our services to those in need of health care.
1．わたくしたちは，チーム医療の一員として行動します．
　　We will act as individual members of a health care team.
1．わたくしたちは，専門分野の責任をまっとうします．
　　We will perform our duties in our field of specialty.
1．わたくしたちは，人々の利益のために，常に学習します．
　　We will continue to study for the benefit of mankind.
1．わたくしたちは，インフォームド・コンセントを尊重し，実践します．
　　We will respect and practice the policy of informed consent.

日本理学療法士協会　倫理規程　（1997年）

http://wwwsoc.nii.ac.jp/jpta/02-association/katsudo/teikan/043.pdf

　日本理学療法士協会は，本会会員が理学療法士としての使命と職責を自覚し，常に自らを修め，律する基準として，ここに倫理規程を設ける．
基本精神
1．理学療法士は，国籍，人種，民族，宗教，文化，思想，信条，門地，社会的地位，年齢，性別などのいかんにかかわらず，平等に接しなければならない．
2．理学療法士は，国民の保健・医療・福祉のために，自己の知識，技術，経験を社会のために可能な限り提供しなければならない．
3．理学療法士は，専門職として常に研鑽を積み，理学療法の発展に努めなければならない．
4．理学療法士は，業務にあたり，誠意と責任を持って接し，自己の最善を尽くさなければならない．
5．理学療法士は，後進の育成に努力しなければならない．
遵守事項
1．理学療法士は，保健・医療・福祉領域においてその業の目的と責任のうえにたち治療と指導にあたる．
2．理学療法士は，治療や指導の内容について十分に説明する必要がある．

資　料

3．理学療法士は，他の関連職種と誠実に協力してその責任を果たし，チーム全員に対する信頼を維持する．
4．理学療法士は，業務上知り得た情報についての秘密を守る．
5．理学療法士は，企業の営利目的に関与しない．
6．理学療法士は，その定められた正当な報酬以外の要求をしたり収受しない．

日本作業療法士協会　倫理綱領　（1986年）

http://www.jaot.or.jp/moral.html

1．作業療法士は，人々の健康を守るため，知識と良心を捧げる．
2．作業療法士は，知識と技術に関して，つねに最高の水準を保つ．
3．作業療法士は，個人の人権を尊重し，思想，信条，社会的地位等によって個人を差別することをしない．
4．作業療法士は，職務上知り得た個人の秘密を守る．
5．作業療法士は，必要な報告と記録の義務を守る．
6．作業療法士は，他の職種の人々を尊敬し，協力しあう．
7．作業療法士は，先人の功績を尊び，よき伝統を守る．
8．作業療法士は，後輩の育成と教育水準の高揚に努める．
9．作業療法士は，学術的研鑽及び人格の陶冶をめざして相互に律しあう．
10．作業療法士は，公共の福祉に寄与する．
11．作業療法士は，不当な報酬を求めない．
12．作業療法士は，法と人道にそむく行為をしない．

世界作業療法士連盟　倫理綱領　（2004年）

http://www.wfot.org.au/Document_Centre/default.cfm

　この綱領は，職業上の状況がいかなるものであれ，作業療法士としてはたらく場合の適切な行為に関する共通概念を記述するものである．言うまでもなく，各会員協会は個々の必要性に応じて詳細な倫理綱領を策定するものとする．

個人としての資質

　作業療法士はその職務のあらゆる側面において，高潔（integrity），信頼（reliability），率直（open-mindedness），誠実（loyalty）を行動で示す．

作業療法サービスを受ける人々に対する責任

　作業療法士は，作業療法を受けるすべての人々に敬意をもって接し，個々人のおかれた状況を尊重する．作業療法士は，人種，肌の色，機能障害，能力障害，国籍，年齢，性差，性的選択，宗教，政治的信条，社会的地位によって，作業療法を受ける人々を差別してはならない．
　作業療法サービスを提供する際には，作業療法を受ける人々の価値観，意向，および参加能力を必ず考慮する．
　作業療法を受ける人々の個人情報は，その守秘が保証され，いかなる詳細情報も本人の承諾があった場合にのみ伝達される．

協働的実践における専門職の行為規範

　作業療法士は職種間の協業の必要性を認識し，他職種がそれぞれ独自の貢献をしていることを尊重する．職種間の協働における作業療法士の貢献は，人々の健康と幸福な生活に影響を与える作業遂行に基盤をおくことでなされる．

専門的知識の発展

　作業療法士は，生涯学習を通して専門職の発展に参画し，習得した知識と技能を専門職としての仕事に応用する際には，入手可能な最良のエビデンスにもとづいて行う．

研究に関与する際は，作業療法士は関連する倫理的事項を尊重する．
推進と発展
作業療法士は，作業療法専門職総体の向上と発展に尽力する．作業療法士はまた，地方レベル，国レベル，国際レベルで，一般市民・他職種団体・行政機関に対して，作業療法を（普及振興することに道義的な責任をもつ）倫理的に推進・振興するよう努力する．

日本言語聴覚士協会　倫理綱領　(2004年)

http://www.jaslht.gr.jp/intro.html

序文
言語聴覚士法で定める職務に従事する言語聴覚士は，自らの責任を自覚し，人類愛の精神のもと，全ての人々に奉仕する．

倫理規定

言語聴覚士に関する倫理
1. 言語聴覚士は，関係する分野の知識と技術の習得に常に努めるとともに，その進歩・発展に尽くす．
2. 言語聴覚士は，この職業の専門性と責任を自覚し，教養を深め，人格を高めるよう心掛ける．
3. 言語聴覚士は，職務を実践するにあたって，営利を目的とせず，何よりも訓練・指導・援助等を受ける人々の有益性を第一に優先する．

訓練・指導・援助を受ける人々に関する倫理
4. 言語聴覚士は，訓練・指導・援助を受ける人々の人格を尊重し，深切な心で接するとともに，訓練・指導・援助等の内容について，適切に説明し，信頼が得られるよう努める．

同職種間・関連職種間の関係性に関する倫理
5. 言語聴覚士は互いに尊敬の念を抱き，関連職種関係者と協力し，自らの責務を果たす．

言語聴覚士と社会との関係に関する倫理
6. 言語聴覚士は，言語聴覚士法に定める職務の実践を通して，社会の発展に尽くすとともに，法規範の遵守及び法秩序の構築に努める．

日本臨床心理士会　倫理綱領　(2005年)

http://www.jsccp.jp/soshiki/index.html#kiyaku

前文
日本臨床心理士会は，財団法人日本臨床心理士資格認定協会が認定する臨床心理士の職能団体として会員が提供する専門的臨床心理業務の質を保ち，業務の対象となる人々の基本的人権を守り，自己決定権を尊重し，その福祉の増進を目的として倫理綱領を策定する．会員は，上記の目的にそうよう，専門的職業人であるとともに一人の社会人としての良識を保持するよう努め，その社会的責任及び道義的責任を自覚し，以下の綱領を遵守する義務を負うものである．

第1条　基本的倫理（責任）
1. 会員は，基本的人権を尊重し，人種，宗教，性別，思想及び信条等で人を差別したり，嫌がらせを行ったり，自らの価値観を強制しない．
2. 会員は，業務遂行に当たって，対象者のプライバシーを尊重し，その自己決定を重んじる．
3. 会員は，対象者に対する心理査定を含む臨床心理行為を個人的欲求又は利益のために行ってはならない．同時に，対象者が常に最適な条件で心理査定を受けられるように，心理査定用具及びその解説書の取扱い

資　料

には十分に留意する．

4　会員は，自らの知識，能力，資質及び特性並びに自己が抱える葛藤等について十分に自覚した上で，専門家としての業務や活動を行う．

5　会員は，心身の健康のバランスを保つとともに，自分自身の個人的な問題が職務に影響を及ぼしやすいことを自覚し，常に自分の状態を把握するよう努める．

6　会員は，専門的技能を高めるために切磋琢磨し，相互の啓発に努め，他の専門家との連携及び協働について配慮し，社会的信頼を高めていくよう努める．

7　会員は，臨床心理士の信用を傷つけ，または臨床心理士全体の不名誉となるような行為をしない．

8　会員は，各種法規を守り，財団法人日本臨床心理士資格認定協会の定める臨床心理士倫理規定及び臨床心理士倫理綱領並びに関連規定を遵守するとともに，本倫理綱領を含む本会の規約及び関連規程を遵守する．

第2条　秘密保持

会員は，会員と対象者との関係は，援助を行う職業的専門家と援助を求める来談者という社会的契約に基づくものであることを自覚し，その関係維持のために以下のことについて留意しなければならない．

1　秘密保持
　　業務上知り得た対象者及び関係者の個人情報及び相談内容については，その内容が自他に危害を加える恐れがある場合又は法による定めがある場合を除き，守秘義務を第一とすること．

2　情報開示
　　個人情報及び相談内容は対象者の同意なしで他者に開示してはならないが，開示せざるを得ない場合については，その条件等を事前に対象者と話し合うよう努めなければならない．また，個人情報及び相談内容が不用意に漏洩されることのないよう，記録の管理保管には最大限の注意を払うこと．

3　テープ等の記録
　　面接や心理査定場面等をテープやビデオ等に記録する場合は，対象者の了解を得た上で行うこと．

第3条　対象者との関係

会員は，原則として，対象者との間で，「対象者—専門家」という専門的契約関係以外の関係を持ってはならない．そのために，対象者との関係については以下のことに留意しなければならない．

1　対象者等に対して，個人的関係に発展する期待を抱かせるような言動（個人的会食，業務以外の金品の授受，贈答及び交換並びに自らの個人的情報についての過度の開示等）を慎むこと．

2　近隣地域に自分以外の臨床心理業務を提供する専門家がおらず，既に知人である人に対して，やむを得ず必要な臨床心理業務を提供せざるを得ない場合には，他の関連する専門家・専門機関に紹介を行うことに加えて，既に社会的関係を有している臨床心理士が臨床心理業務を提供することの問題点についても十分な説明を行った上で，対象者の自己決定を尊重すること．

第4条　インフォームド・コンセント

会員は，業務遂行に当たっては，対象者の自己決定を尊重するとともに，業務の透明性を確保するよう努め，以下のことについて留意しなければならない．

1　臨床心理業務に関しての契約内容（業務の目的，技法，契約期間及び料金等）について，対象者に理解しやすい方法で十分な説明を行い，その同意が得られるようにする．

2　判断能力等から対象者自身が十分な自己決定を行うことができないと判断される場合には，対象者の保護者又は後見人等との間で十分な説明を行い，同意が得られるようにする．ただし，その場合でも，対象者本人に対してできるだけ十分な説明を行う．

3　契約内容については，いつでもその見直しの申し出を受け付けることを対象者に伝達しておく．

4　自他に危害を与えるおそれがあると判断される場合には，守秘よりも緊急の対応が優先される場合のあることを対象者に伝え，了解が得られないまま緊急の対応を行った場合は，その後も継続して対象者に説明を行うよう努める．

5　対象者から，面接の経過及び心理査定結果等の情報開示を求められた場合には，原則としてそれに応じる．

6 　面接等の業務内容については，その内容を客観的かつ正確に記録しておかなければならない．この記録等については，原則として，対象者との面接等の最終日から5年間保存しておく．
  7 　対象者以外から当該対象者についての援助を依頼された場合は，その目的等について熟考し，必要であれば対象者を含めた関係者との話合いを行った上で，対象者及び関係者全体の福祉向上にかなうと判断できたときに，援助を行う．

第5条　職能的資質の向上と自覚

会員は，資格取得後も専門的知識及び技術，最新の研究内容及びその成果並びに職業倫理的問題等について，研鑽を怠らないよう自らの専門家としての資質の向上に努めるとともに，以下のことに留意しなければならない．
  1 　自分自身の専門家としての知識・技術の範囲と限界について深い理解と自覚を持ち，その範囲内のみにおいて専門的活動を行うこと．
  2 　臨床心理業務にかかわる臨床心理援助技法等を業務において使用及び標榜する場合には，その実施に足るだけの研修を既に受けていること．
  3 　心理査定及び心理療法並びに地域援助などの専門的行為を実施するに当たっては，これまでの研究による十分な裏付けのある標準的施行方法により行うことを原則とする．やむを得ず，実験的段階にある方法を用いる必要が生じた際には，対象者に対し，十分な情報提供を行い，同意を得た上で実施すること．
  4 　心理査定の結果及び臨床心理的援助の内容等，会員がその業務において行った事柄に関する情報が，対象者又はそれ以外の人に誤用又は悪用されないよう，細心の注意を払うこと．
  5 　自分自身の専門的知識及び技術を誇張したり，虚偽の情報を他者に提供したりしないこと．
  6 　自分自身の専門的知識及び技術では対応が困難な場合，又はその際の状況等において，やむを得ず援助を中止若しくは中断しなければならない場合には，対象者の益に供するよう，他の適切な専門家や専門機関の情報を対象者に伝え，対象者の自己決定を援助すること．なお，援助の中止等にかかわらず，他機関への紹介は，対象者の状態及び状況に配慮し，対象者の不利益にならないよう留意すること．
  7 　会員が，臨床経験の浅い者に職務を任せるときは，綿密な監督指導をするなど，その経験の浅い者が行う職務内容について自分自身に重大な責任があることを認識していること．

第6条　臨床心理士業務とかかわる営利活動等の企画，運営及び参画

会員は，臨床心理業務とかかわる営利活動及び各種研修会等を企画，運営及び参画する際には，独善的な意見及び主観的な見解に終始しないように努め，臨床心理士としての公共性と社会的信頼を失しないようにしなければならない．同時に，臨床心理士としての責任を自覚し，以下のことに留意しなければならない．
  1 　個人又は営利団体等の主催する「カウンセラー養成講座」「自己啓発セミナー」などの営利活動の企画，運営及び講師等としての参画に際しては，受講者等が臨床心理士の養成課程と混同するような誤解を生じさせないよう努めること．
  2 　テレビ，ラジオの出演又は一般雑誌等への執筆においては，対象者に関する守秘義務はもちろんのこと，対象者の人権と尊厳を傷付けることがないよう細心の注意を払うこと．また，心理査定用具並びにその具体的使用法及び解釈法の公開は避けること．

第7条　著作等における事例の公表及び心理査定用具類の取り扱い

会員は，著書や論文等において事例を公表する場合には，対象者のプライバシーや人権を厳重に保護し，以下のことに留意しなければならない．
  1 　事例を公表する際には，原則として，対象者本人及び必要な場合には，その保護者又は後見人等の同意を得るとともに，対象者等が特定されないような取り上げ方や記述について細心の工夫を行う．
  2 　記述に当たっては，対象者本人及びその家族等の人権や尊厳を傷付けるような表現は厳重に戒める．
  3 　事例における臨床心理援助技法及び活動については，誤解を招く記述は避け，さらに，臨床心理士として用いる援助技法及び援助活動を正確かつ適切に記述する．
  4 　事例の公表は，今後の臨床心理業務又は臨床心理士の活動に有効かつ有益であることが基本的前提である．したがって，その事例の公表は，社会的意義を有するものであることが第一義であり，営利的活動や業

資料

績蓄積が主な目的であってはならない．
5 著書及び論文等の公表に際しては，先行研究をよく検討し，それら先行研究を盗用したと誤解されないような記述に努める．
6 心理査定に用いられる用具類及び解説書の出版，頒布に際しては，その査定法を適切に使用するための専門的知識及び技能を有しない者が入手又は実施することのないよう，十分に留意しなければならない．また，心理査定用具類は，学術上必要な範囲を超えてみだりに開示しない．

第8条　相互啓発及び倫理違反への対応

会員は，同じ専門家集団として資質の向上や倫理問題について相互啓発に努め，倫理違反に対しては，以下のとおり対応するとともに，各都道府県臨床心理士会の倫理担当役員及び日本臨床心理士会倫理委員会の調査等に積極的に協力しなければならない．

1 臨床心理士として不適当と考えられるような臨床活動や言動に接した時には，当該会員に自覚を促すこと．
2 知識，技術，倫理観及び言動等において臨床心理士としての資質に欠ける場合又は資質向上の努力が認められない場合，同様に注意を促すこと．
3 上記1及び2を実行しても当該会員に改善がみられない場合，又は上記1及び2の実行が困難な場合には，客観的な事実等を明確にして各都道府県臨床心理士会又は日本臨床心理士会倫理委員会あてに記名にて申し出ること．

日本ソーシャルワーカー協会，日本医療社会事業協会，日本社会福祉士会，日本精神保健福祉士協会　倫理綱領　（2005年）

→ http://www.jasw.jp/
→ http://www.jacsw.or.jp/contents/data/04_rinrikoryo.htm

前文

われわれ社会福祉士は，すべての人が人間としての尊厳を有し，価値ある存在であり，平等であることを深く認識する．われわれは平和を擁護し，人権と社会正義の原理に則り，サービス利用者本位の質の高い福祉サービスの開発と提供に努めることによって，社会福祉の推進とサービス利用者の自己実現をめざす専門職であることを言明する．

われわれは，社会の進展に伴う社会変動が，ともすれば環境破壊及び人間疎外をもたらすことに着目する時，この専門職がこれからの福祉社会にとって不可欠の制度であることを自覚するとともに，専門職社会福祉士の職責についての一般社会及び市民の理解を深め，その啓発に努める．

われわれは，われわれの加盟する国際ソーシャルワーカー連盟が採択した，次の「ソーシャルワークの定義」（2000年7月）を実践に適用され得るものとして認識し，その実践の拠り所とする．

ソーシャルワークの定義：ソーシャルワーク専門職は，人間の福利（ウェルビーイング）の増進を目指して，社会の変革を進め，人間関係における問題解決を図り，人々のエンパワーメントと解放を促していく．ソーシャルワークは人間の行動と社会システムに関する理論を利用して，人びとがその環境と相互に影響し合う接点に介入する．人権と社会正義の原理は，ソーシャルワークの拠り所とする基盤である．（IFSW；2000.7.）

われわれは，ソーシャルワークの知識，技術の専門性と倫理性の維持，向上が専門職の職責であるだけでなく，サービス利用者は勿論，社会全体の利益に密接に関連していることを認識し，本綱領を制定してこれを遵守することを誓約する者により，専門職団体を組織する．

価値と原則

1 （人間の尊厳）社会福祉士は，すべての人間を，出自，人種，性別，年齢，身体的精神的状況，宗教的文化的背景，社会的地位，経済状況等の違いにかかわらず，かけがえのない存在として尊重する．

2 （社会正義）差別，貧困，抑圧，排除，暴力，環境破壊などの無い，自由，平等，共生に基づく社会正義の実現を目指す．
3 （貢献）社会福祉士は，人間の尊厳の尊重と社会正義の実現に貢献する．
4 （誠実）社会福祉士は，本倫理綱領に対して常に誠実である．
5 （専門的力量）社会福祉士は，専門的力量を発揮し，その専門性を高める．

倫理基準

1）利用者に対する倫理責任

1. （利用者との関係）社会福祉士は，利用者との専門的援助関係を最も大切にし，それを自己の利益のために利用しない．
2. （利用者の利益の最優先）社会福祉士は，業務の遂行に際して，利用者の利益を最優先に考える．
3. （受容）社会福祉士は，自らの先入観や偏見を排し，利用者をあるがままに受容する．
4. （説明責任）社会福祉士は，利用者に必要な情報を適切な方法・わかりやすい表現を用いて提供し，利用者の意思を確認する．
5. （利用者の自己決定の尊重）社会福祉士は，利用者の自己決定を尊重し，利用者がその権利を十分に理解し，活用していけるように援助する．
6. （利用者の意思決定能力への対応）社会福祉士は，意思決定能力の不十分な利用者に対して，常に最善の方法を用いて利益と権利を擁護する．
7. （プライバシーの尊重）社会福祉士は，利用者のプライバシーを最大限に尊重し，関係者から情報を得る場合，その利用者から同意を得る．
8. （秘密の保持）社会福祉士は，利用者や関係者から情報を得る場合，業務上必要な範囲にとどめ，その秘密を保持する．秘密の保持は，業務を退いた後も同様とする．
9. （記録の開示）社会福祉士は，利用者から記録の開示の要求があった場合，本人に記録を開示する．
10. （情報の共有）社会福祉士は，利用者の援助のために利用者に関する情報を関係機関・関係職員と共有する場合，その秘密を保持するよう最善の方策を用いる．
11. （性的差別，虐待の禁止）社会福祉士は，利用者に対して，性別，性的指向等の違いから派生する差別やセクシュアル・ハラスメント，虐待をしない．
12. （権利侵害の防止）社会福祉士は，利用者を擁護し，あらゆる権利侵害の発生を防止する．

2）実践現場における倫理責任

1. （最良の実践を行う責務）社会福祉士は，実践現場において，最良の業務を遂行するために，自らの専門的知識・技術を惜しみなく発揮する．
2. （他の専門職等との連携・協働）社会福祉士は，相互の専門性を尊重し，他の専門職等と連携・協働する．
3. （実践現場と綱領の遵守）社会福祉士は，実践現場との間で倫理上のジレンマが生じるような場合，実践現場が本綱領の原則を尊重し，その基本精神を遵守するよう働きかける．
4. （業務改善の推進）社会福祉士は，常に業務を点検し評価を行い，業務改善を推進する．

3）社会に対する倫理責任

1. （ソーシャル・インクルージョン）社会福祉士は，人々をあらゆる差別，貧困，抑圧，排除，暴力，環境破壊などから守り，包含的な社会を目指すよう努める．
2. （社会への働きかけ）社会福祉士は，社会に見られる不正義の改善と利用者の問題解決のため，利用者や他の専門職等と連帯し，効果的な方法により社会に働きかける．
3. （国際社会への働きかけ）社会福祉士は，人権と社会正義に関する国際的問題を解決するため，全世界のソーシャルワーカーと連帯し，国際社会に働きかける．

4）専門職としての倫理責任

1. （専門職の啓発）社会福祉士は，利用者・他の専門職・市民に専門職としての実践を伝え社会的信用を高め

資料

る．
2．（信用失墜行為の禁止）社会福祉士は，その立場を利用した信用失墜行為を行わない．
3．（社会的信用の保持）社会福祉士は，他の社会福祉士が専門職業の社会的信用を損なうような場合，本人にその事実を知らせ，必要な対応を促す．
4．（専門職の擁護）社会福祉士は，不当な批判を受けることがあれば，専門職として連帯し，その立場を擁護する．
5．（専門性の向上）社会福祉士は，最良の実践を行うために，スーパービジョン，教育・研修に参加し，援助方法の改善と専門性の向上を図る．
6．（教育・訓練・管理における責務）社会福祉士は教育・訓練・管理に携わる場合，相手の人権を尊重し，専門職としてのよりよい成長を促す．
7．（調査・研究）社会福祉士は，すべての調査・研究過程で利用者の人権を尊重し，倫理性を確保する．

日本介護福祉士会　倫理綱領　（1995年）

http://www.jaccw.or.jp/about/rinri.html

前文

私たち介護福祉士は，介護福祉ニーズを有するすべての人々が，住み慣れた地域において安心して老いることができ，そして暮らし続けていくことのできる社会の実現を願っています．

そのため，私たち日本介護福祉士会は，一人ひとりの心豊かな暮らしを支える介護福祉の専門職として，ここに倫理綱領を定め，自らの専門的知識・技術及び倫理的自覚をもって最善の介護福祉サービスの提供に努めます．

（利用者本位，自立支援）
1．介護福祉士はすべての人々の基本的人権を擁護し，一人ひとりの住民が心豊かな暮らしと老後が送れるよう利用者本位の立場から自己決定を最大限尊重し，自立に向けた介護福祉サービスを提供していきます．

（専門的サービスの提供）
2．介護福祉士は，常に専門的知識・技術の研鑽に励むとともに，豊かな感性と的確な判断力を培い，深い洞察力をもって専門的サービスの提供に努めます．
　また，介護福祉士は，介護福祉サービスの質的向上に努め，自己の実施した介護福祉サービスについては，常に専門職としての責任を負います．

（プライバシーの保護）
3．介護福祉士は，プライバシーを保護するため，職務上知り得た個人の情報を守ります．

（総合的サービスの提供と積極的な連携，協力）
4．介護福祉士は，利用者に最適なサービスを総合的に提供していくため，福祉，医療，保健その他関連する業務に従事する者と積極的な連携を図り，協力して行動します．

（利用者ニーズの代弁）
5．介護福祉士は，暮らしを支える視点から利用者の真のニーズを受けとめ，それを代弁していくことも重要な役割であると確認したうえで，考え，行動します．

（地域福祉の推進）
6．介護福祉士は，地域において生じる介護問題を解決していくために，専門職として常に積極的な態度で住民と接し，介護問題に対する深い理解が得られるよう努めるとともに，その介護力の強化に協力していきます．

（後継者の育成）
7．介護福祉士は，すべての人々が将来にわたり安心して質の高い介護を受ける権利を享受できるよう，介護福祉士に関する教育水準の向上と後継者の育成に力を注ぎます．

研究倫理関連資料

ニュールンベルグ綱領（The Nuremberg Code） （1947年）

1. 被験者の自発的同意が絶対に不可欠である．被験者となる者の条件として，同意を与える法的能力をもつこと，暴力，詐欺，欺瞞，脅迫，強度のあるいは外的束縛や強制を一切受けずに，自由な選択権を行使できる状態にあること，納得した決定を下せるために実験内容についての十分な知識と理解を得ている必要がある．この最後の条件を満たすためには，被験者の承諾を得る前に，実験の性質，期間，目的，実験方法，予想されるすべての不都合，危険性，実験参加に起因すると思われる心身の健康への諸影響，が説明されねばならない．同意の質を確保する責務は，実験に着手し実験の監督あるいは従事する者にある．この責務を他の者に委任すれば処罰の対象となる．
2. 実験は社会の善のために有益な結果をもたらし，他の方法では達成不能であり，無計画や無益なものではない場合にのみ行なわれるべきである．
3. 実験は動物実験の結果と疾病や問題の経過についての知識に基づき，予想しうる結果が実験を正当化しうるべく立案されねばならない．
4. 実験はすべての不必要な身体的・心理的苦痛や傷害を避けるよう行なわれねばならない．
5. 死あるいは障害をもたらすおそれがあるような実験を行ってはならない．例外は，実験中の医師自身が被験者となる場合である．
6. 実験の危険性の度合いはその実験によって解決されるであろう問題の人道的重要性が決める度合いを決して超えてはならない．
7. いささかでも傷害，障害，死の可能性があれば，被験者を保護する適切な準備が施されねばならない．
8. 実験は科学的な有資格者のみによって行なわれねばならない．実験に従事する者には実験の全過程において最高度の技術と配慮が要求される．
9. 実験過程で実験継続が不可能な心身状態に至った被験者は実験を中止する自由がある．
10. 実験過程のどの段階にあっても実験継続が被験者に傷害，障害あるいは死をもたらすおそれがあると信じた実験者は実験中止の用意をしなければならない．

世界医師会（WMA）ヘルシンキ宣言（Declaration of Helsinki）
（1964, 1975, 1983, 1989, 1996, 2000年改定，2002年注釈追加，2004年注釈追加）

A. 序言

1. 世界医師会は，ヒトを対象とする医学研究に関わる医師，その他の関係者に対する指針を示す倫理的原則として，ヘルシンキ宣言を発展させてきた．ヒトを対象とする医学研究には，個人を特定できるヒト由来の材料及び個人を特定できるデータに関する研究を含む．
2. 人類の健康を向上させ，守ることは，医師の責務である．医師の知識と良心は，この責務達成のために捧げられる．
3. 世界医師会のジュネーブ宣言は，「私の患者の健康を私の第一の関心事とする」ことを医師に義務づけ，また医の倫理の国際綱領は，「医師は患者の身体的及び精神的な状態を弱める影響をもつ可能性のある医療に際しては，患者の利益のためにのみ行動すべきである」と宣言している．
4. 医学の進歩は，最終的にはヒトを対象とする試験に一部依存せざるを得ない研究に基づく．
5. ヒトを対象とする医学研究においては，被験者の福利に対する配慮が科学的及び社会的利益よりも優先されなければならない．
6. ヒトを対象とする医学研究の第一の目的は，予防，診断及び治療方法の改善並びに疾病原因及び病理の理解

資　料

の向上にある．最善であると証明された予防，診断及び治療方法であっても，その有効性，効率性，利用し易さ及び質に関する研究を通じて，絶えず再検証されなければならない．

7. 現在行われている医療や医学研究においては，ほとんどの予防，診断及び治療方法に危険及び負担が伴う．
8. 医学研究は，すべての人間に対する尊敬を深め，その健康及び権利を擁護する倫理基準に従わなければならない．弱い立場にあり，特別な保護を必要とする研究対象集団もある．経済的及び医学的に不利な立場の人々が有する特別のニーズを認識する必要がある．また，自ら同意することができないまたは拒否することができない人々，強制下で同意を求められるおそれのある人々，研究からは個人的に利益を得られない人々及びその研究が自分のケアと結びついている人々に対しても，特別な注意が必要である．
9. 研究者は，適用される国際的規制はもとより，ヒトを対象とする研究に関する自国の倫理，法及び規制上の要請も知らなければならない．いかなる自国の倫理，法及び規制上の要請も，この宣言が示す被験者に対する保護を弱め，無視することが許されてはならない．

B．すべての医学研究のための基本原則

10. 被験者の生命，健康，プライバシー及び尊厳を守ることは，医学研究に携わる医師の責務である．
11. ヒトを対象とする医学研究は，一般的に受け入れられた科学的原則に従い，科学的文献の十分な知識，他の関連した情報源及び十分な実験並びに適切な場合には動物実験に基づかなければならない．
12. 環境に影響を及ぼすおそれのある研究を実施する際には十分な配慮が必要であり，また研究に使用される動物の健康を維持し，または生育を助けるためにも配慮されなければならない．
13. すべてヒトを対象とする実験手続の計画及び作業内容は，実験計画書の中に明示されていなければならない．この計画書は，考察，論評，助言及び適切な場合には承認を得るために，特別に指名された倫理審査委員会に提出されなければならない．この委員会は，研究者，スポンサー及びそれ以外の不適当な影響を及ぼすすべてのものから独立していることを要する．この独立した委員会は，研究が行われる国の法律及び規制に適合していなければならない．委員会は進行中の実験をモニターする権利を有する．研究者は委員会に対し，モニターのための情報，特にすべての重篤な有害事象について情報を報告する義務がある．研究者は，資金提供，スポンサー，研究関連組織との関わり，その他起こり得る利害の衝突及び被験者に対する報奨についても，審査のために委員会に報告しなければならない．
14. 研究計画書は，必ず倫理的配慮に関する陳述を含み，またこの宣言が言明する諸原則に従っていることを明示しなければならない．
15. ヒトを対象とする医学研究は，科学的な資格のある人によって，臨床的に有能な医療担当者の監督下においてのみ行われなければならない．被験者に対する責任は，常に医学的に資格のある人に所在し，被験者が同意を与えた場合でも，決してその被験者にはない．
16. ヒトを対象とするすべての医学研究プロジェクトは，被験者または第三者に対する予想し得る危険及び負担を，予見可能な利益と比較する注意深い評価が事前に行われていなければならない．このことは医学研究における健康なボランティアの参加を排除しない．すべての研究計画は一般に公開されていなければならない．
17. 医師は，内在する危険が十分に評価され，しかもその危険を適切に管理できることが確信できない場合には，ヒトを対象とする医学研究に従事することを控えるべきである．医師は，利益よりも潜在する危険が高いと判断される場合，または有効かつ利益のある結果の決定的証拠が得られた場合には，すべての実験を中止しなければならない．
18. ヒトを対象とする医学研究は，その目的の重要性が研究に伴う被験者の危険と負担にまさる場合にのみ行われるべきである．これは，被験者が健康なボランティアである場合は特に重要である．
19. 医学研究は，研究が行われる対象集団が，その研究の結果から利益を得られる相当な可能性がある場合にのみ正当とされる．
20. 被験者はボランティアであり，かつ十分説明を受けた上でその研究プロジェクトに参加するものであることを要する．

21. 被験者の完全無欠性を守る権利は常に尊重されることを要する．被験者のプライバシー，患者情報の機密性に対する注意及び被験者の身体的，精神的完全無欠性及びその人格に関する研究の影響を最小限に留めるために，あらゆる予防手段が講じられなければならない．
22. ヒトを対象とする研究はすべて，それぞれの被験予定者に対して，目的，方法，資金源，起こり得る利害の衝突，研究者の関連組織との関わり，研究に参加することにより期待される利益及び起こり得る危険並びに必然的に伴う不快な状態について十分な説明がなされなければならない．対象者はいつでも不利益なしに，この研究への参加を取りやめ，または参加の同意を撤回する権利を有することを知らされなければならない．対象者がこの情報を理解したことを確認した上で，医師は対象者の自由意志によるインフォームド・コンセントを，望ましくは文書で得なければならない．文書による同意を得ることができない場合には，その同意は正式な文書に記録され，証人によって証明されることを要する．
23. 医師は，研究プロジェクトに関してインフォームド・コンセントを得る場合には，被験者が医師に依存した関係にあるか否か，または強制の下に同意するおそれがあるか否かについて，特に注意を払わなければならない．もしそのようなことがある場合には，インフォームド・コンセントは，よく内容を知り，その研究に従事しておらず，かつそうした関係からまったく独立した医師によって取得されなければならない．
24. 法的行為能力のない者，身体的もしくは精神的に同意ができない者，または法的行為能力のない未成年者を研究対象とするときには，研究者は適用法の下で法的な資格のある代理人からインフォームド・コンセントを取得することを要する．これらのグループは，研究がグループ全体の健康を増進させるのに必要であり，かつこの研究が法的能力者では代替して行うことが不可能である場合に限って，研究対象に含めることができる．
25. 未成年者のように法的行為能力がないとみられる被験者が，研究参加についての決定に賛意を表することができる場合には，研究者は，法的な資格のある代理人からの同意のほかさらに未成年者の賛意を得ることを要する．
26. 代理人の同意または事前の同意を含めて，同意を得ることができない個人被験者を対象とした研究は，インフォームド・コンセントの取得を妨げる身体的/精神的情況がその対象集団の必然的な特徴であるとすれば，その場合に限って行わなければならない．実験計画書の中には，審査委員会の検討と承認を得るために，インフォームド・コンセントを与えることができない状態にある被験者を対象にする明確な理由が述べられていなければならない．その計画書には，本人あるいは法的な資格のある代理人から，引き続き研究に参加する同意をできるだけ早く得ることが明示されていなければならない．
27. 著者及び発行者は倫理的な義務を負っている．研究結果の刊行に際し，研究者は結果の正確さを保つよう義務づけられている．ネガティブな結果もポジティブな結果と同様に，刊行または他の方法で公表利用されなければならない．この刊行物中には，資金提供の財源，関連組織との関わり及び可能性のあるすべての利害関係の衝突が明示されていなければならない．この宣言が策定した原則に沿わない実験報告書は，公刊のために受理されてはならない．

C．メディカル・ケアと結びついた医学研究のための追加原則

28. 医師が医学研究をメディカル・ケアと結びつけることができるのは，その研究が予防，診断または治療上価値があり得るとして正当であるとされる範囲に限られる．医学研究がメディカル・ケアと結びつく場合には，被験者である患者を守るためにさらなる基準が適用される．
29. 新しい方法の利益，危険性，負担及び有効性は，現在最善とされている予防，診断及び治療方法と比較考量されなければならない．ただし，証明された予防，診断及び治療方法が存在しない場合の研究において，プラセボの使用または治療しないことの選択を排除するものではない．
30. 研究終了後，研究に参加したすべての患者は，その研究によって最善と証明された予防，診断及び治療方法を利用できることが保障されなければならない．
31. 医師はケアのどの部分が研究に関連しているかを患者に十分説明しなければならない．患者の研究参加の拒否が，患者と医師の関係を断じて妨げるべきではない．

資料

32. 患者治療の際に，証明された予防，診断及び治療方法が存在しないときまたは効果がないとされているときに，その患者からインフォームド・コンセントを得た医師は，まだ証明されていないまたは新しい予防，診断及び治療方法が，生命を救い，健康を回復し，あるいは苦痛を緩和する望みがあると判断した場合には，それらの方法を利用する自由があるというべきである．可能であれば，これらの方法は，その安全性と有効性を評価するために計画された研究の対象とされるべきである．すべての例において，新しい情報は記録され，また適切な場合には，刊行されなければならない．この宣言の他の関連するガイドラインは，この項においても遵守されなければならない．

＊脚注：

WMA ヘルシンキ宣言第 29 項目明確化のための注釈

WMA はここに，プラセボ対照試験を行う際には最大限の注意が必要であり，また一般にこの方法は既存の証明された治療法がないときに限って利用するべきであるという立場を改めて表明する．しかしながら，プラセボ対照試験は，たとえ証明された治療法が存在するときであっても，以下の条件のもとでは倫理的に行ってよいとされる．

・やむを得ず，また科学的に正しいという方法論的理由により，それを行うことが予防，診断または治療方法の効率性もしくは安全性を決定するために必要である場合．
・予防，診断，または治療方法を軽い症状に対して調査しているときで，プラセボを受ける患者に深刻または非可逆的な損害という追加的リスクが決して生じないであろうと考えられる場合．

ヘルシンキ宣言の他のすべての項目，特に適切な倫理，科学審査の必要性は順守されなければならない．

WMA ヘルシンキ宣言第 30 項目明確化のための注釈

WMA はここに次の見解を再確認する．すなわち，研究参加者が研究によって有益と確認された予防，診断および治療方法，または他の適切なケアを試験終了後に利用できることは，研究の計画過程において明確にされていることが必要である．試験後の利用に関する取決めまたはその他のケアについては，倫理審査委員会が審査過程でその取決めを検討できるよう，実験計画書に記載されなければならない

厚生労働省　臨床研究に関する倫理指針　（2003 年制定，2004 年改定）

→ http://www.mhlw.go.jp/general/seido/kousei/i-kenkyu/rinri/0504sisin.html

前文

近年の科学技術の進展に伴い，臨床研究の重要性は一段と増している．臨床研究の主な目的は，医療における疾病の予防方法，診断方法及び治療方法の改善，疾病原因及び病態の理解並びに患者の生活の質の向上にあり，最善であると認められた予防方法，診断方法及び治療方法であっても，その有効性，効率性，利便性及び質に関する臨床研究を通じて，絶えず再検証されなければならない．

また，医療の進歩は，最終的には臨床研究に依存せざるを得ない場合が多いが，臨床研究においては，被験者の福利に対する配慮が科学的及び社会的利益よりも優先されなければならない．

こうした点を踏まえ，被験者の個人の尊厳及び人権を守るとともに，研究者等がより円滑に臨床研究を行うことができるよう，ここに倫理指針を定める．

この指針は，世界医師会によるヘルシンキ宣言に示された倫理規範や我が国の個人情報の保護に係る議論等を踏まえ，また，個人情報の保護に関する法律（平成 15 年法律第 57 号）第 8 条の規定に基づき，臨床研究の実施に当たり，研究者等が遵守すべき事項を定めたものである．しかしながら，臨床研究には極めて多様な形態があることに配慮して，この指針においては基本的な原則を示すにとどめており，研究責任者が臨床研究計画を立案し，その適否について倫理審査委員会が判断するに当たっては，この原則を踏まえつつ，個々の臨床研究計画の内容等に応じて適切に行うことが求められる．

臨床研究が，社会の理解と協力を得て，一層社会に貢献するために，すべての臨床研究の関係者が，この指針に

従って臨床研究に携わることが求められている．

なお，個人情報の保護に関する法律，行政機関の保有する個人情報の保護に関する法律（平成15年法律第58号），独立行政法人等の保有する個人情報の保護に関する法律（平成15年法律第59号）及び地方公共団体等において個人情報の保護に関する法律第11条の趣旨を踏まえて制定される条例等が適用されるそれぞれの臨床研究機関は，個人情報の取扱いに当たっては，それぞれに適用される法令，条例等を遵守する必要がある．

第1 基本的考え方

1．目的
この指針は，医学系研究の推進を図る上での臨床研究の重要性を踏まえつつ，個人の尊厳，人権の尊重その他の倫理的観点及び科学的観点から臨床研究に携わるすべての関係者が遵守すべき事項を定めることにより，社会の理解と協力を得て，臨床研究の適正な推進が図られることを目的とする．

2．適用範囲
(1) この指針は，社会の理解と協力を得つつ，医療の進歩のために実施される臨床研究を対象とし，これに携わるすべての関係者に遵守を求めるものである

ただし，次のいずれかに該当するものは，この指針の対象としない．

①診断及び治療のみを目的とした医療行為

②他の法令及び指針の適用範囲に含まれる研究

(2) この指針は，日本国内において実施される臨床研究を対象とするが，日本国外において実施される臨床研究も対象とし，これに携わるすべての関係者は，当該実施地の法令，指針等を遵守しつつ，原則としてこの指針の基準に従わなければならない．

ただし，この指針と比較して当該実施地の法令，指針等の基準が厳格な場合には，当該基準に従って臨床研究を実施しなければならない．

（中略）

3．用語の定義
(1) 臨床研究

医療における疾病の予防方法，診断方法及び治療方法の改善，疾病原因及び病態の理解並びに患者の生活の質の向上を目的として実施される医学系研究であって，人を対象とするもの（個人を特定できる人由来の材料及びデータに関する研究を含む．）をいう．

＜細則＞

「医学系研究」には，医学に関する研究とともに，歯学，薬学，看護学，リハビリテーション学，予防医学，健康科学に関する研究が含まれる．

(2) 被験者

次のいずれかに該当する者をいう．

①臨床研究を実施される者

②臨床研究を実施されることを求められた者

③臨床研究に用いようとする血液，組織，細胞，体液，排泄物及びこれらから抽出したDNA等の人の体の一部（死者に係るものを含む．）を提供する者

④診療情報（死者に係るものを含む．）を提供する者

(3) 試料等

臨床研究に用いようとする血液，組織，細胞，体液，排泄物及びこれらから抽出したDNA等の人の体の一部並びに被験者の診療情報（死者に係るものを含む．）をいう．ただし，学術的な価値が定まり，研究実績として十分認められ，研究用に広く一般に利用され，かつ，一般に入手可能な組織，細胞，体液及び排泄物並びにこれらから抽出したDNA等は，含まれない．

なお，診療情報とは，診断及び治療を通じて得られた疾病名，投薬名，検査結果等の情報をいう．

資料

(4) 研究者等

研究責任者，臨床研究機関の長その他の臨床研究に携わる者をいう．

(5) 研究責任者

個々の臨床研究機関において，臨床研究を実施するとともに，その臨床研究に係る業務を統括する者をいう．

(6) 個人情報

生存する個人に関する情報であって，当該情報に含まれる氏名，生年月日その他の記述等により特定の個人を識別することができるもの（他の情報と容易に照合することができ，それにより特定の個人を識別することができることとなるものを含む．）をいう．

なお，死者に係る情報が同時に，遺族等の生存する個人に関する情報である場合には，当該生存する個人の個人情報となる．

＜細則＞

代表的な個人情報には，氏名，生年月日，住所，電話番号のほか，患者ごとに記録された診療録番号等の符号を含む情報等が考えられるが，この指針における個人情報となるか否かは具体的な状況に応じて個別に判断することとなる．

(7) 保有する個人情報

臨床研究機関に属する研究者等が実施する研究に係る個人情報であって，当該研究者等が，開示，内容の訂正，追加又は削除，利用の停止，消去及び第三者への提供の停止を行うことのできる権限を有するものをいう．

(8) 臨床研究機関

臨床研究を実施する機関（試料等の提供を行う機関を含む．）をいう．

＜細則＞

代表的な診療情報には，患者ごとに記録された診療録等が考えられるが，この指針における診療情報となるか否かは具体的な状況に応じて個別に判断することとなる．

(9) 共同臨床研究機関

臨床研究計画書に記載された臨床研究を共同して行う臨床研究機関（試料等の提供を行う機関を含む．）をいう．

(10) 倫理審査委員会

臨床研究の実施又は継続の適否その他臨床研究に関し必要な事項について，被験者の個人の尊厳，人権の尊重その他の倫理的観点及び科学的観点から調査審議するため，臨床研究機関の長の諮問機関として置かれた合議制の機関をいう．

(11) インフォームド・コンセント

被験者となることを求められた者が，研究者等から事前に臨床研究に関する十分な説明を受け，その臨床研究の意義，目的，方法等を理解し，自由意思に基づいて与える，被験者となること及び試料等の取扱いに関する同意をいう．

(12) 代諾者

被験者の意思及び利益を代弁できると考えられる者であって，当該被験者にインフォームド・コンセントを与える能力のない場合に，当該被験者の代わりに，研究者等に対してインフォームド・コンセントを与える者をいう．

(13) 未成年者

満20歳未満の者であって，婚姻をしたことがないものをいう．

(14) 代理人

未成年者若しくは成年被後見人の法定代理人又は保有する個人情報の利用目的の通知，開示，訂正等，利用停止等若しくは第三者提供の停止の求め（以下「開示等の求め」という．）をすることにつき本人が委任した代理人をいう．

(15) 行為能力

法律行為を単独で確定的に行うために必要な能力をいう．

研究倫理関連資料

第2 研究者等の責務等

1. 研究者等の責務等

(1) 被験者の生命，健康，プライバシー及び尊厳を守ることは，臨床研究に携わる研究者等の責務である．

(2) 研究責任者は，被験者に対する説明の内容，同意の確認方法，臨床研究に伴う補償の有無（臨床研究に伴う補償がある場合にあっては，当該補償の内容を含む．第4の1の(1)において同じ．）その他のインフォームド・コンセントの手続に必要な事項を臨床研究計画に記載しなければならない．

<細則>
臨床研究計画書に記載すべき事項は，一般的に以下のとおりとするが，臨床研究の内容に応じて変更できる．

イ 被験者の選定方針
ロ 当該臨床研究の意義，目的，方法及び期間，当該臨床研究に参加することにより期待される利益及び起こり得る危険並びに必然的に伴う不快な状態，当該臨床研究終了後の対応，当該臨床研究に係る個人情報の保護の方法（被験者を特定できる場合の取扱いを含む．）
ハ 共同臨床研究機関の名称
ニ 研究者等の氏名
ホ インフォームド・コンセントのための手続
ヘ インフォームド・コンセントを受けるための説明事項及び同意文書
ト 当該臨床研究に係る資金源，起こり得る利害の衝突及び研究者等の関連組織との関わり
チ 当該臨床研究に伴う補償の有無（当該臨床研究に伴う補償がある場合にあっては，当該補償の内容を含む．）

【被験者からインフォームド・コンセントを受けることが困難な場合】
リ 当該臨床研究の重要性，被験者の当該臨床研究への参加が当該臨床研究を実施するに当たり必要不可欠な理由及び代諾者等の選定方針

(3) 研究者等は，臨床研究を実施する場合には，被験者に対し，当該臨床研究の実施に関し必要な事項について十分な説明を行い，文書でインフォームド・コンセントを受けなければならない．

<細則>
研究者等ごとに同意文書を受理しなければならないわけではなく，研究責任者が代表で受理する等，被験者ごとに一つの同意文書を受理することで対応可能である．

(4) 研究責任者は，臨床研究に伴う危険が予測され，安全性を十分に確保できると判断できない場合には，原則として当該臨床研究を実施してはならない．

<細則>
・研究責任者は，臨床研究を終了するまでの間，危険の予測や安全性の確保に必要な情報について，把握しておかなければならない．
・研究責任者は，臨床研究を実施する場合には，当該臨床研究の安全性を十分確保することが特に重要である．

(5) 研究責任者は，臨床研究を実施し，又は継続するに当たり，臨床研究機関の長の許可を受けなければならない．

<細則>
・「臨床研究の継続」には，臨床研究を何らかの理由により中止し，再開する場合が含まれる．

注）第4の1の(1)
第4 インフォームド・コンセント
1. 被験者からインフォームド・コンセントを受ける手続
(1) 研究者等は，臨床研究を実施する場合には，被験者に対し，当該臨床研究の目的，方法及び資金源，起こりうる利害の衝突，研究者等の関連組織との関わり，当該臨床研究に参加することにより期待される利益及び起こりうる危険，必然的に伴う不快な状態，当該臨床研究終了後の対応，臨床研究に伴う補償の有無その他必要な事項について十分な説明を行わなければならない．

資　料

- ｢臨床研究機関｣の長とは，例えば，以下のとおりである．
  - イ　病院の場合は，病院長
  - ロ　保健所の場合は，保健所長
  - ハ　企業等の研究所の場合は，研究所長
- 臨床研究機関が小規模であること等により研究責任者と臨床研究機関の長が同一人物にならざるを得ない場合には，研究責任者は，共同臨床研究機関，公益法人，学会等に設置された倫理審査委員会に審査を依頼する等により，臨床研究における倫理性に十分配慮した上で実施しなければならない．
  - (6)　研究責任者は，臨床研究計画において，臨床研究の実施計画及び作業内容を明示しなければならない．
  - (7)　研究責任者は，臨床研究を適正に実行するために必要な専門的知識及び臨床経験が十分にある者でなければならない．

＜細則＞

健康に影響を与えるような行為を伴う人を対象とする臨床研究（いわゆる介入研究）を行う場合には，臨床経験が十分にある医師による適切な助言を得なければならない．ただし，臨床経験が十分にある医師が当該臨床研究に参加している場合には，この限りではない．

  - (8)　研究者等は，臨床研究を実施するに当たっては，一般的に受け入れられた科学的原則に従い，科学的文献その他科学に関連する情報源及び十分な実験に基づかなければならない．
  - (9)　研究者等は，環境に影響を及ぼすおそれのある臨床研究を実施する場合又は臨床研究の実施に当たり動物を使用する場合には，十分な配慮をしなければならない．
  - (10)　研究責任者は，臨床研究機関の長に対し，重篤な有害事象その他の臨床研究の適正性及び信頼性を確保するための調査に必要な情報を報告しなければならない．
  - (11)　研究責任者は，他の臨床研究機関と共同で臨床研究を実施する場合には，当該他の臨床研究機関の研究責任者に対し，臨床研究に起因する重篤な有害事象を報告しなければならない．
  - (12)　研究責任者は，臨床研究により期待される利益よりも起こり得る危険が高いと判断される場合又は臨床研究により十分な成果が得られた場合には，当該臨床研究を中止し，又は終了しなければならない．

＜細則＞

- 研究責任者は，臨床研究を終了するまでの間，臨床研究に関する国内外における学会発表，論文発表等の情報（以下｢発表情報等｣という．）について把握しておくとともに，把握した当該発表情報等について，臨床研究機関の長に対し，報告することが望ましい．
- 研究責任者は，他の臨床研究機関と共同で臨床研究を実施する場合には，当該他の臨床研究機関の研究責任者に対し，把握した発表情報等について報告することが望ましい．
- 研究責任者は，臨床研究を中止し，又は終了した場合には，その旨を臨床研究機関の長へ報告しなければならない．この場合において，研究責任者は，臨床研究により期待される利益よりも起こり得る危険が高いと判断される場合等緊急性の高い理由により当該臨床研究を中止した場合については，遅滞なく，その旨を臨床研究機関の長へ報告しなければならない．
  - (13)　研究責任者の個人情報の保護に係る責務等は，次のとおりとする．
    - ①当該研究に係る個人情報の安全管理が図られるよう，その個人情報を取り扱う研究者等に対し必要かつ適切な監督を行わなければならない．

＜細則＞

研究責任者は，臨床研究機関の長と協力しつつ，個人情報を厳重に管理する手続，設備，体制等を整備することが望ましい．

　　②個人情報の取扱いの全部又は一部を委託する場合は，その取扱いを委託された個人情報の安全管理が図られるよう，委託を受けた者に対する必要かつ適切な監督を行わなければならない．

＜細則＞

必要かつ適切な監督とは，例えば委託契約書において，委託者が定める安全管理措置の内容を明示的に規定す

るとともに，当該内容が遵守されていることを確認することである．

　③保有する個人情報に関し，次に掲げる事項について，被験者の知り得る状態（被験者の求めに応じて遅滞なく回答する場合を含む．）に置かなければならない．
　一　当該研究に係る研究者等の氏名又は研究チームの名称
　二　すべての個人情報の利用目的（ただし，細則で規定する場合を除く．）
　三　開示等の求めに応じる手続
　四　苦情の申出先及び問い合わせ先

＜細則＞
　第2の1⒀③の二の規定は，次に掲げる場合について，適用しない．
　イ　利用目的を被験者に通知し，又は公表することにより被験者又は第三者の生命，身体，財産その他の権利利益を害するおそれがある場合
　ロ　利用目的を被験者に通知し，又は公表することにより当該研究責任者の権利又は正当な利益を害するおそれがある場合
　ハ　国の機関又は地方公共団体が法令の定める事務を遂行することに対して協力する必要がある場合であって，利用目的を被験者に通知し，又は公表することにより当該事務の遂行に支障を及ぼすおそれがあるとき
　ニ　取得の状況からみて利用目的が明らかであると認められる場合

　④被験者又は代理人から，当該被験者が識別される保有する個人情報の開示を求められたときは，原則として被験者に対し，遅滞なく，書面の交付又は開示の求めを行った者が同意した方法により当該保有する個人情報を開示しなければならない．
　また，当該被験者が識別される保有する個人情報が存在しないときには，その旨を知らせなければならない．ただし，開示することにより，次の各号のいずれかに該当する場合は，その全部又は一部を開示しないことができる．
　一　被験者又は第三者の生命，身体，財産その他の権利利益を害するおそれがある場合
　二　当該研究に係る研究者等の業務の適正な実施に著しい支障を及ぼすおそれがある場合
　三　他の法令に違反することとなる場合
　また，開示を求められた保有する個人情報の全部又は一部について開示しない旨を決定したときは，原則として被験者に対し，遅滞なく，その旨を通知しなければならない．その際，原則として被験者に対し，その理由を説明するよう努めなければならない．
　なお，他の法令の規定により，保有する個人情報の開示について定めがある場合には，当該法令の規定によるものとする．

　⑤保有する個人情報のうち，診療情報を含むものを開示する場合には，原則として別途厚生労働省医政局長が示す指針に従って行うものとする．

＜細則＞
　第2の1⒀⑤の規定において，「別途厚生労働省医政局長が示す指針」とあるのは，「診療情報の提供等に関する指針の策定について」（平成15年9月12日医政発第0912001号厚生労働省医政局長通知）で示す「診療情報の提供等に関する指針」のことをいう．

　⑥被験者又は代理人から，保有する個人情報の訂正等，利用停止等，第三者への提供の停止を求められた場合で，それらの求めが適正であると認められるときは，これらの措置を行わなければならない．
　ただし，利用停止等及び第三者への提供の停止については，多額の費用を要する場合など当該措置を行うことが困難な場合であって，被験者の権利利益を保護するため必要なこれに代わるべき措置をとるときは，この限りでない．

＜細則＞
　第2の1⒀⑥の規定において，被験者又は代理人から求められた保有する個人情報の全部若しくは一部につい

資料

て，次に掲げる事項を実施又は決定した場合は，原則として被験者に対し，遅滞なく，その旨を通知しなければならない．
　　イ　訂正等を行ったとき
　　ロ　訂正等を行わない旨の決定をしたとき
　　ハ　利用停止等を行ったとき
　　ニ　利用停止等を行わない旨を決定したとき
　　ホ　第三者への提供を停止したとき
　　ヘ　第三者への提供を停止しない旨を決定したとき
　⑦被験者又は代理人からの開示等の求めの全部又は一部について，その措置をとらない旨又はその措置と異なる措置をとる旨を通知する場合は，原則として被験者に対し，その理由を説明するよう努めなければならない．
　⑧被験者又は代理人に対し，開示等の求めに関して，その対象となる保有する個人情報を特定するに足りる事項の提示を求めることができる．この場合において，被験者又は代理人が容易かつ的確に開示等の求めをすることができるよう，当該保有する個人情報の特定に資する情報の提供その他被験者又は代理人の利便を考慮した措置をとらなければならない．
＜細則＞
　当該研究に係る開示等の求めに対しては，一元的に対応できるような手続等を定めるなど被験者及び代理人の負担をできるだけ軽減するような措置を講ずるよう努めなければならない．
　⑭　研究者等の個人情報の保護に係る責務等は，次のとおりとする．
　①研究者等は，臨床研究の結果を公表する場合には，被験者を特定できないように行わなければならない．
＜細則＞
　特定の被験者の症例や事例を学会で発表したり，学会誌で報告したりする場合等は氏名，生年月日，住所等を消去することで被験者を特定できないようにできるものと考えられるが，症例や事例により被験者を特定できないようにすることが困難な場合は，被験者の同意を得なければならない．
　②あらかじめ被験者の同意を得ないで，インフォームド・コンセントで特定された利用目的の達成に必要な範囲を超えて，個人情報を取り扱ってはならない．
　③当該研究に係る個人情報について，利用目的を変更する場合（第2の1⑭④に規定する場合を除く．）には，あらためて被験者に当該変更の内容を説明し，同意を得なければならない（ただし，細則で規定する場合を除く．）．
＜細則＞
　第2の1⑭③の規定は，次に掲げる場合について，適用しない．
　　イ　法令に基づく場合
　　ロ　人の生命，身体又は財産の保護のために必要がある場合であって，被験者の同意を得ることが困難であるとき．
　　ハ　公衆衛生の向上又は児童の健全な育成の推進のために特に必要がある場合であって，被験者の同意を得ることが困難であるとき．
　　ニ　国の機関若しくは地方公共団体又はその委託を受けた者が法令の定める事務を遂行することに対して協力する必要がある場合であって，被験者の同意を得ることにより当該事務の遂行に支障を及ぼすおそれがあるとき．
　④当該研究に係る個人情報について，変更前の利用目的と相当の関連性を有すると合理的に認められる範囲において利用目的を変更する場合は，原則として当該変更の内容について被験者に通知又は公表しなければならない．
　⑤他の研究者等から研究を承継することに伴い個人情報を取得した場合は，あらかじめ被験者の同意を得ないで，承継前における当該個人情報の利用目的の達成に必要な範囲を超えて，当該個人情報を取り扱ってはな

らない．
⑥偽りその他不正の手段により個人情報を取得してはならない．
⑦利用目的の達成に必要な範囲内において，当該研究に係る個人情報を正確かつ最新の内容に保つよう努めなければならない．
⑧その取り扱う個人情報の漏えい，滅失又はき損の防止その他の個人情報の安全管理のために必要かつ適切な措置を講じなければならない．
　また，死者の人としての尊厳及び遺族の感情にかんがみ，死者に係る情報についても個人情報と同様に，情報の漏えい，滅失又はき損の防止その他の死者に係る情報の安全管理のために必要かつ適切な措置を講じなければならない．
⑨あらかじめ被験者の同意を得ないで，当該研究に係る個人情報を第三者に提供してはならない（ただし，細則で規定する場合を除く．）．

<細則>
・第2の1⑭⑨の規定は，次に掲げる場合について，適用しない．
　イ　法令に基づく場合
　ロ　人の生命，身体又は財産の保護のために必要がある場合であって，被験者の同意を得ることが困難であるとき．
　ハ　公衆衛生の向上又は児童の健全な育成の推進のために特に必要がある場合であって，被験者の同意を得ることが困難であるとき．
　ニ　国の機関若しくは地方公共団体又はその委託を受けた者が法令の定める事務を遂行することに対して協力する必要がある場合であって，被験者の同意を得ることにより当該事務の遂行に支障を及ぼすおそれがあるとき．
・次に掲げる場合は，第2の1⑭⑨で規定する第三者に該当しないものとする．
　イ　研究者等が利用目的の達成に必要な範囲内において個人情報の取扱いの全部又は一部を委託する場合
　ロ　合併その他の事由による事業の承継に伴って個人情報が提供される場合
　ハ　個人情報を特定の者との間で共同して利用する場合であって，その旨並びに共同して利用される個人情報の項目，共同して利用する者の範囲，利用する者の利用目的及び当該個人情報の管理について責任を有する者の氏名又は名称について，あらかじめ，被験者に通知し，又は被験者が容易に知り得る状態に置いているとき（ただし，この場合は，研究者等は当該個人情報を利用する者の利用目的又は個人情報の管理について責任を有する者の氏名若しくは名称を変更する場合は，変更する内容について，あらかじめ，被験者に通知し，又は被験者が容易に知り得る状態に置かなければならない．）．
⑩当該研究に係る個人情報の取扱いに関する被験者等からの苦情・問い合わせの適切かつ迅速な対応に努めなりればならない．
⑮　研究責任者は，臨床研究終了後においても，被験者が当該臨床研究の結果により得られた最善の予防，診断及び治療を受けることができるよう努めなければならない．

（以下略）

文部科学省，厚生労働省　疫学研究に関する倫理指針
（2002年制定，2004，2005年改定）

→ http://www.mhlw.go.jp/general/seido/kousei/i-kenkyu/ekigaku/0504sisin.html

前文

　疫学研究は，疾病のり患を始め健康に関する事象の頻度や分布を調査し，その要因を明らかにする科学研究である．疾病の成因を探り，疾病の予防法や治療法の有効性を検証し，又は環境や生活習慣と健康とのかかわりを

資料

明らかにするために，疫学研究は欠くことができず，医学の発展や国民の健康の保持増進に多大な役割を果たしている．

疫学研究では，多数の研究対象者の心身の状態や周囲の環境，生活習慣等について具体的な情報を取り扱う．また，疫学研究は医師以外にも多くの関係者が研究に携わるという特色を有する．

そこで，研究対象者の個人の尊厳と人権を守るとともに，研究者等がより円滑に研究を行うことができるよう，ここに倫理指針を定める．

この指針は，世界医師会によるヘルシンキ宣言や，我が国の個人情報の保護に関する法律等を踏まえ，疫学研究の実施に当たり，研究対象者に対して説明し，同意を得るなど個人情報の保護を原則とする．また，疫学研究に極めて多様な形態があることに配慮して，この指針においては基本的な原則を示すにとどめており，研究者等が研究計画を立案し，その適否について倫理審査委員会が判断するに当たっては，この原則を踏まえつつ，個々の研究計画の内容等に応じて適切に判断することが求められる．

また，個人情報の保護に関しては，研究を行う機関においては，民間企業，行政機関，独立行政法人等の区分に応じて適用される個人情報の保護に関する法律（平成15年法律第57号），行政機関の保有する個人情報の保護に関する法律（平成15年法律第58号），独立行政法人等の保有する個人情報の保護に関する法律（平成15年法律第59号）及び地方公共団体において個人情報の保護に関する法律第11条第1項の趣旨を踏まえて制定される条例を遵守する必要があることに留意しなければならない．

疫学研究が，社会の理解と信頼を得て，一層社会に貢献するために，すべての疫学研究の関係者が，この指針に従って研究に携わることが求められている．同時に，健康の保持増進のために必要な疫学研究の実施について，広く一般社会の理解が得られることを期待する．

第1 基本的考え方

1 目的

この指針は，国民の健康の保持増進を図る上での疫学研究の重要性と学問の自由を踏まえつつ，個人の尊厳及び人権の尊重，個人情報の保護その他の倫理的観点並びに科学的観点から，疫学研究に携わるすべての関係者が遵守すべき事項を定めることにより，社会の理解と協力を得て，疫学研究の適正な推進が図られることを目的とする．

2 適用範囲

この指針は，人の疾病の成因及び病態の解明並びに予防及び治療の方法の確立を目的とする疫学研究を対象とし，これに携わるすべての関係者に遵守を求めるものである．ただし，次のいずれかに該当する疫学研究は，この指針の対象としない．

(1) 法律の規定に基づき実施される調査
(2) ヒトゲノム・遺伝子解析研究に関する倫理指針（平成16年文部科学省・厚生労働省・経済産業省告示第1号）に基づき実施される研究
(3) 資料として既に連結不可能匿名化されている情報のみを用いる研究
(4) 手術，投薬等の医療行為を伴う介入研究

（中略）

3 研究者等が遵守すべき基本原則

(1) **疫学研究の科学的合理性及び倫理的妥当性の確保**
① 研究者等は，研究対象者の個人の尊厳及び人権を尊重して疫学研究を実施しなければならない．
② 研究者等は，科学的合理性及び倫理的妥当性が認められない疫学研究を実施してはならず，疫学研究の実施に当たっては，この点を踏まえた明確かつ具体的な研究計画書を作成しなければならない．
③ 研究者等は，疫学研究を実施しようとするときは，研究計画について，研究機関の長の許可を受けなければならない．これを変更しようとするときも同様とする．

（中略）

＜研究計画書に記載すべき事項に関する細則＞
　研究計画書に記載すべき事項は，一般的に以下のとおりとするが，研究内容に応じて変更できる．ただし，指針において記載することとされている事項及び倫理審査委員会の審査を受けることとされている事項については必ず記載しなければならない．
・研究対象者の選定方針
・研究の意義，目的，方法，期間，個人情報保護の方法
・研究機関の名称（共同研究機関を含む．）
・研究者等の氏名
・インフォームド・コンセントのための手続（インフォームド・コンセントを受けない場合はその理由及び当該研究の実施について公開すべき事項の通知又は公表の方法）
・インフォームド・コンセントを受けるための説明事項及び同意文書
・研究に参加することにより期待される利益及び起こりうる危険並びに必然的に伴う不快な状態
・危険又は必然的に伴う不快な状態が起こりうる場合の，当該研究に伴う補償等の対応
・当該研究に係る資金源，起こりうる利害の衝突及び研究者等の関連組織との関わり
・研究対象者からインフォームド・コンセントを受けないで試料等を利用する場合，研究が公衆衛生の向上のために特に必要がある場合であって，本人の同意を得ることが困難である理由．代諾者を選定する場合にはその考え方

(4)　研究者等は，法令，この指針及び研究計画に従って適切に疫学研究を実施しなければならない．
(5)　研究者等は，研究対象者を不合理又は不当な方法で選んではならない．

(2)　個人情報の保護
(1)　研究者等は，研究対象者に係る情報を適切に取り扱い，その個人情報を保護しなければならない．
(2)　研究者等は，職務上知り得た個人情報を正当な理由なく漏らしてはならない．その職を退いた後も同様とする．

(3)　インフォームド・コンセントの受領
(1)　研究者等は，疫学研究を実施する場合には，事前に，研究対象者からインフォームド・コンセントを受けることを原則とする．
(2)　研究者等は，研究対象者に対する説明の内容，同意の確認方法その他のインフォームド・コンセントの手続に関する事項を研究計画書に記載しなければならない．

＜インフォームド・コンセントの受領に関する細則＞
　研究対象者に対する説明の内容は，一般的に以下の事項を含むものとする．
・研究機関名，研究者等の氏名
・研究対象者として選定された理由
・当該研究の目的，意義及び方法，期間
・研究への参加が任意であること
・当該研究の実施に同意しない場合であっても何ら不利益を受けることはないこと．
・研究対象者が当該研究の実施に同意した場合であっても随時これを撤回できること．
・当該研究に参加することにより期待される利益及び起こりうる危険並びに必然的に伴う不快な状態
・危険又は必然的に伴う不快な状態が起こりうる場合の，当該研究に伴う補償等の対応
・当該研究に係る資金源，起こりうる利害の衝突及び研究者等の関連組織との関わり
・個人情報の取扱い
・研究対象者等からの開示の求めに対し開示ができないことがあらかじめ想定される事項がある場合は，当該事項及び理由
・研究対象者を特定できないようにした上で，研究の成果が公表される可能性があること．
・代諾者から同意を受ける場合は，研究の重要性，必要不可欠性

資　料

- 個人情報を第三者（代諾者を除く．）へ提供する可能性があり，第4の1(9)(1)のアからエに掲げる事項以外当該内容（第三者へ提供される個人情報の項目など）
- 共同研究を行う場合は，(1)共同研究であること，(2)共同して利用される個人情報の項目，(3)共同して利用する者の範囲，(4)利用する者の利用目的及び(5)当該個人情報の管理について責任を有する者の氏名又は名称
- 第4の1(10)(2)，(11)(1)，(12)(1)又は(13)の(1)若しくは(2)規定による求めに応じる手続（(16)の規定により手数料の額を定めたときはその手数料の額を含む．）
- 個人情報等の取扱に関する苦情の申出先

(4) **研究成果の公表**

　研究責任者は，研究対象者の個人情報の保護のために必要な措置を講じた上で，疫学研究の成果を公表しなければならない．

(5) **指導者の責務**（中略）

4　研究機関の長の責務

(1) **倫理的配慮の周知**

　研究機関の長は，当該研究機関における疫学研究が，倫理的，法的又は社会的問題を引き起こすことがないよう，研究者等に対し，疫学研究の実施に当たり，研究対象者の個人の尊厳及び人権を尊重し，個人情報の保護のために必要な措置を講じなければならないことを周知徹底しなければならない．

(2) **倫理審査委員会の設置**

　研究機関の長は，研究計画がこの指針に適合しているか否かその他疫学研究に関し必要な事項の審査を行わせるため，倫理審査委員会を設置しなければならない．ただし，研究機関が小規模であること等により当該研究機関内に倫理審査委員会を設置できない場合その他の必要がある場合には，共同研究機関，公益法人，学会等に設置された倫理審査委員会に審査を依頼することをもってこれに代えることができる．

（以下略）

患者の権利関連資料

アメリカ病院協会　患者の権利章典（A Patient's Bill of Rights）　（1973, 1992年改定）

序

　効果的な医療は，患者と医師と他の医療専門職間の協働を必要とする．開かれた，誠実なコミュニケーション，個人的・専門職的価値の尊重，違いを受容する感性は，最善のケアにとって不可欠である．医療サービス提供の場としての病院は，患者，その家族，医師，その他の医療提供者のもつ諸権利と責任を理解・尊重するための基礎を提供しなければならない．病院は治療の選択とその他の側面の意思決定における患者の役割を尊重する医療の倫理を保証しなければならない．病院は，障害をもつ人々の文化・人種・言語・宗教・年齢・性別などの違いとニーズに敏感でなければならない．

　アメリカ病院協会は，患者の権利章典を発表するにあたり，これがより効果的な患者ケアに寄与し，病院が医療機関と医療スタッフと被雇用者と患者に代わって支持するように期待する．アメリカ病院協会は，患者と家族が権利と責任を理解できるために必要ならば，医療機関がその患者集団にあわせてこの権利の章典の文言を翻訳あるいは簡略化することを推奨する．

患者の権利

1. 患者は，思いやりのあるケアを受ける権利を有する．
2. 患者は，医師やその他直接にケアに携わる者から，診断・治療・予後に関して適切な最新の理解可能な情報を得，あるいは得ることを奨励される．

    患者が意思決定能力を欠き，治療の必要が緊急を要するときを除いては，患者は特定の処置あるいは治療法の危険性，治癒期間，医学的に問題のない代替手段とその長所・短所に関する情報について話しあい請求する権利をもつ．

    患者は，自分のケアにあたる医師，看護婦，その他の医療従事者，時には実習生，研修医，あるいは他の訓練生について，知る権利を有する．患者は，短期と長期のケアの費用について，わかっているかぎり知る権利を有する．

3. 患者は，治療過程の前もその過程中も，ケアプランについて決定する権利と，法と病院の方針が許容する範囲内で，提案されたケアプランを拒否する権利と，その行為の医療的結果について知らされる権利を有する．拒否に際して，患者は病院が提供する他の適切なケアを受け，あるいは他施設への転院をする権利を有する．病院はその機構内で，患者の選択に影響を与えるかもしれない方針があれば患者に知らせなければならない．

4. 患者は，治療に関して，あるいは代理決定者の指名に関して，（リヴィングウィル，代理決定，永続的代理埋決定者等について）事前の指示を行い，法と病院の方針が許す限りにおいて，病院にそれを尊重してもらう権利を有する．

    病院は，患者に対して，州法と病院の方針のもとで，医療上の情報を受けて選択を行う権利を有することについて助言し，患者に事前の指示を有するかを尋ね，その情報をカルテに記載せねばならない．患者は，法的に妥当な事前指示を完全に実現する能力を限定するかもしれない病院の方針についての時宜にかなった情報を得る権利を有する．

5. 患者は，プライバシーへのあらゆる配慮を受ける権利を有する．症例検討，コンサルテーション，検査，治療は，患者一人ひとりのプライバシーを保護するように行なわれるべきである．

6. 患者は，自分のケアに関るすべてのコミュニケーションや記録が病院によって部外秘として扱われる権利を有する．しかし，虐待の疑惑あるいは公衆衛生上の危害のおそれがあり，報告が法により許可されあるいは定められている場合はこのかぎりではない．

7. 患者は，法の制限がある場合を除き，自分のケアに関する記録を閲覧し，必要に応じて説明や注釈を受ける権利を有する．

資料

8. 患者は，病院がその能力と経営方針の限度内で，適切で医学的に必要なケアとサービスへの要望に対して理にかなった応答をしてくれることを期待する権利を有する．病院は，当該事例の緊急性により，評価，サービス，あるいは紹介を行わなければならない．医学的に適切で法的に許容されれば，あるいは患者が要望した場合には，患者は，他の施設に転院を許される．転院先の施設はまず患者の転院を受け入れていなければならない．患者は，転院の必要，危険性，利点，代替手段に関して完全な情報と説明を受ける権利がある．
9. 患者は，その治療やケアに影響を与えるかもしれない病院，教育施設，他の医療ケア提供者，支払機関相互の間の商業的関係の存在について質問し，情報を与えられる権利を有する．
10. 患者は，ケアや治療に影響する研究計画あるいは人体実験に参加することに同意あるいは拒否し，事前にそれらの研究について十分説明を受ける権利を有する．
11. 患者は，受けているケアが適切である場合はその継続を，不適切の場合は医師や他の医療従事者により代替ケアについて教えてもらう権利を有する．
12. 患者は，ケア，治療，責務に関する病院の方針と実践を知らされる権利を有する．例えば，倫理委員会，患者擁護者等の，衝突，苦情，不一致等の解消のために病院内に設けられた制度について知る権利を有する．患者は，サービスに対する請求と支払方法について知らされる権利を有する．

　医療の協働的性格から，患者あるいは家族/代理決定者は，患者のケアに参加することを要求される．ケアの効果や治療過程についての患者の満足度は，部分的には患者がある種の責任を果たすことに依存している．患者は，既往歴，入院歴，薬の服用歴等の健康状態に関する情報を提供する責任がある．効果的に意思決定に参加するために，患者は自分の健康状態について与えられた情報や指示を十分理解できない場合は，追加的な情報や説明を求める責任を取るように奨励されねばならない．患者はまた，事前指示の文書の用意がある場合は，病院がそのコピーを確保するよう配慮する責務がある．患者は，医師あるいは他の医療従事者が処方した治療に従うに際して問題があると感じたら，彼らにそのことを知らせる責務がある．

　患者はまた，病院が他の患者や地域にケアを提供する際に効果的で公平である責務があることを知るべきである．病院の規則や規定は病院がこの責務を果たすのを助ける目的で作られている．患者と家族は，病院，他の患者，医療従事者，病院職員のニーズに適正に応える責任がある．患者は保険金請求のために必要な情報を提供し，必要な場合には支払の手段を講ずる責任がある．

　人の健康は医療ケアサービスをはるかに超えるものに依存している．患者はライフスタイルが健康に与える影響を認識する責務がある．

結び

　病院は，健康状態の向上，健康推進，傷害や疾病の予防と治療，患者の緊急及び継続ケアとリハビリテーション，医療専門職と患者と地域の教育，研究を含む多くの機能を果たしている．これらすべての活動は，患者の価値と尊厳を守ることを第一に心がけて行われねばならない．

東京都立病院の患者権利章典 （2001 年）

　患者さんは，「患者中心の医療」の理念のもとに，人間としての尊厳を有しながら医療を受ける権利を持っています．また，医療は，患者さんと医療提供者とが互いの信頼関係に基づき，協働してつくり上げていくものであり，患者さんに主体的に参加していただくことが必要です．

　都民の生命と健康を守ることを使命とする都立病院は，このような考え方に基づき，ここに「患者権利章典」を制定します．

　都立病院は，この「患者権利章典」を守り，患者さんの医療に対する主体的な参加を支援していきます．

1. だれでも，どのような病気にかかった場合でも，良質な医療を公平に受ける権利があります．
　患者さんは，だれでも社会的な地位，疾病の種類，国籍，宗教などにより差別されることなく，適切な医学水準に基づいた安全かつ効果的な医療を受ける権利を持っています．都立病院の職員は，この権利を尊重し，患者さんに対して常に公平であるとともに，適切で安全な医療の提供や医療の質の向上を目指して知識・技

術の研さんに努めていきます．
2．だれもが，一人の人間として，その人格，価値観などを尊重され，医療提供者との相互の協力関係のもとで医療を受ける権利があります．
　患者さんは，治療や検査などに当たり，各々の人格，価値観などを持ちながら社会生活を営む個人として尊重されます．都立病院の職員は，患者さんの個々の人格や価値観などを尊重し，両者が互いに協力し合いながら医療をつくり上げていくよう努めていきます．
3．病気，検査，治療，見通しなどについて，理解しやすい言葉や方法で，納得できるまで十分な説明と情報を受ける権利があります．
　医療に関する説明や情報の提供は，医療提供者側からの一方的なものであってはなりません．医療提供者が，患者さんから自覚症状や既往歴などの情報提供を受けたり，患者さんの質問に理解しやすい言葉や方法で適切に答えるなど，患者中心の立場で両者の密接なコミュニケーションを通して行い，患者さんの理解と納得を得ることが必要です．
　都立病院の職員は，患者さんとのコミュニケーションを大切にし，患者さんの理解を助け，納得が得られるよう努めていきます．
4．十分な説明と情報提供を受けたうえで，治療方法などを自らの意思で選択する権利があります．
　患者さんが治療方法などを自らの意思で選択する権利を保障するためには，単に医療情報を提供するだけではなく，適切な医学水準の知識や経験を持つ医療提供者が，常に患者さんの利益を考えながら支援していくことが必要です．このような姿勢に立って，都立病院の職員は患者さんの意思を尊重していきます．
　なお，その際には，別の医師の意見（セカンド・オピニオン）をお聞きになりたいという御希望も尊重します．
5．自分の診療記録の開示を求める権利があります．
　患者さんが診療記録を見るだけではその内容を把握することが難しい場合が多いため，診療記録の開示を求める権利には，診療記録の閲覧，複写はもとより，内容の要約や説明を受ける権利も含まれます．都立病院では，このような考えに基づき独自の制度を作って診療記録の開示に取り組んでいます．
　また，診療記録開示の権利を実効あるものにするため，診療記録の作成に当たっては，常に適切な記載を行うよう努めていきます．
6．診療の過程で得られた個人情報の秘密が守られ，病院内での私的な生活を可能な限り他人にさらされず，乱されない権利があります．
　病気にかかわる患者さんの私的な情報が取り扱われ，特別な環境のもとで私的な生活が営まれる病院という場所であるからこそ，患者さんのプライバシーは十分に配慮されなければなりません．都立病院では，病院がこのような性格を持つ施設であることを十分認識し，個人情報の秘密の保持や私生活をみだりにさらされず，乱されないという患者さんのプライバシーの権利について，厳正に取り扱っていきます．
7．研究途上にある医療に関し，目的や危険性などについて十分な情報提供を受けたうえで，その医療を受けるかどうかを決める権利と，何らの不利益を受けることなくいつでもその医療を拒否する権利があります．
　薬の治験（新たな薬の認可を受けるために患者さんを対象に行う臨床試験）や，研究途上にある治療について，患者さんは，その目的，危険性などに関し十分な情報提供を受け，その医療を受けるかどうかを判断する権利があります．
　また，これらの医療は，患者さんの同意なしに行われることはなく，たとえ同意しても何らの不利益を受けることなくいつでも拒否することができます．特に治験の場合には，「医薬品の臨床試験の実施に関する基準（GCP）」に基づき，各病院の治験コーディネーターが，患者さんの権利の擁護に努めることとされています．都立病院においても，このような制度に従った適正な手続による医療を行っていきます．
8．良質な医療を実現するためには，医師をはじめとする医療提供者に対し，患者さん自身の健康に関する情報をできるだけ正確に提供する責務があります．
　医療提供者が患者さんの状態や治療等について的確な判断を行っていくために，家族歴，既往歴，アレルギー

の有無など，患者さん自身の健康に関する情報をできるだけ正確に医療提供者に伝えてくださるようお願いします．
9. 納得できる医療を受けるために，医療に関する説明を受けてもよく理解できなかったことについて，十分理解できるまで質問する責務があります．
　患者さんが，治療等に関する十分な説明や情報提供により納得のいく医療を受けていただくために，そして治療法等を自分の意思で選択していただくためにも，分からないことがあれば何度でも医療提供者に質問してくださるようお願いします．
10. すべての患者さんが適切な医療を受けられるようにするため，患者さんには，他の患者さんの治療や病院職員による医療提供に支障を与えないよう配慮する責務があります．
　病院では，職員が数多くの患者さんに様々な医療を提供しています．そのため，患者さんは通常の社会生活にはない制約を受けざるを得ないこともあります．このことを十分御理解いただき，適切な医療の提供に御協力くださるようお願いします．

患者の権利に関する世界医師会リスボン宣言　（1981年採択，1995，2005年改定）

序文

　医師および患者ならびにより広い社会との関係は，近年著しく変化してきた．医師は，常に自らの良心に従って，また常に患者の最善の利益に従って行動すべきであると同時に，患者の自律性と正義を保証するために同等の努力を払わねばならない．以下に掲げる宣言は，医師が是認し，推進する患者の主要な権利のいくつかを述べたものである．医師，および医療従事者または医療組織は，この権利を認識し，擁護していくうえで共同の責任を担っている．立法，政府の行動，あるいは他のいかなる行政や慣例であろうとも，患者の権利を否定する場合は，医師はこの権利を保証ないし回復させる適切な手段を講じなければならない．

原則

1．良質の医療を受ける権利
a．すべての人は，差別なしに適切な医療を受ける権利を有する．
b．すべての患者は，いかなる外部干渉も受けずに自由に臨床上および倫理上の判断を行うことを認識している医師からケアを受ける権利を有する．
c．患者は，常にその最善の利益に即して治療を受けるものとする．患者が受ける治療は，一般的に受け入れられた医学的原則に沿って行われるものとする．
d．医療の質の保証は，常にヘルスケアのひとつの要素でなければならない．特に医師は，医療の質の擁護者たる責任を担うべきである．
e．供給を限られた特定の治療に関して，それを必要とする患者間で選定を行わなければならない場合は，そのような患者はすべて治療を受けるための公平な選択手続きを受ける権利がある．その選択は，医学的基準に基づき，かつ差別なく行われなければならない．
f．患者は，ヘルスケアを継続して受ける権利を有する．医師は，医学的に必要とされるケアを行うにあたり，患者を治療する他のヘルスケア提供者と協力する責務を有する．医師は，現在と異なるケアを行うために患者に対して適切な援助と十分な機会を与えることができないならば，今までの治療が医学的に引き続き必要とされる限り，患者の治療を中断してはならない．

2．選択の自由の権利
a．患者は，民間，公的部門を問わず，担当の医師，病院，あるいは保健サービス機関を自由に選択し，また変更する権利を有する．
b．患者はいかなる治療段階においても，他の医師の意見を求める権利を有する．

3．自己決定の権利

a．患者は，自分自身に関わる自由な決定を行うための自己決定の権利を有する．医師は，患者に対してその決定のもたらす結果を知らせるものとする．

b．精神的に判断能力のある成人の患者は，いかなる診断上の手続きないし治療に対しても，同意を与えるかまたは差し控える権利を有する．患者は自分自身の決定を行ううえで必要とされる情報を得る権利を有する．患者は，検査ないし治療の目的，その結果が意味すること，そして同意を控えることの意味について明確に理解すべきである．

c．患者は医学研究あるいは医学教育に参加することを拒絶する権利を有する．

4．意識のない患者

a．患者の意識がないか，あるいは自分の意思を表わすことができない場合は，法律上の権限を有する代理人から，可能な限り必ずインフォームド・コンセントを得なければならない．

b．法律上の権限を有する代理人がおらず，患者に対する医学的侵襲が緊急に必要とされる場合は，患者の同意があるものと推定する．ただし，その患者の事前の確固たる意思表示あるいは信念に基づいて，その状況における医学的侵襲に対し同意を拒絶することが明白であり，かつ疑いのない場合を除く．

c．しかしながら，医師は自殺企図により意識を失っている患者の生命を救うよう常に努力すべきである．

5．法的無能力の患者

a．患者が未成年者あるいは法的無能力者であるならば，法律上の権限を有する代理人の同意が，ある権限内で必要とされる．その場合であっても，患者は自らの能力の可能最大限の範囲で意思決定を行わなければならない．

b．法的無能力の患者が合理的な判断をし得る場合，その意思決定は尊重されねばならず，かつ患者は法律上の権限を有する代理人に対する情報の開示を禁止する権利を有する．

c．患者の代理人で法律上の権限を有する者，あるいは患者から権限を与えられた者が，医師の立場からみて，患者の最善の利益に即して行っている治療を禁止する場合，医師は，関係する法律または他の規定により，決定に対して異議を申し立てるべきである．救急を要する場合，医師は患者の最善の利益に即して行動することを要する．

6．患者の意思に反する処置

患者の意思に反する診断上の処置あるいは治療は，特別に法律が認めるか医の倫理の諸原則に合致する場合には，例外的な事例としてのみ行うことができる．

7．情報を得る権利

a．患者は，いかなる医療上の記録であろうと，そこに記載されている自己の情報を受ける権利を有し，また症状についての医学的事実を含む健康状態に関して十分な説明を受ける権利を有する．しかしながら，患者の記録に含まれる第三者についての秘密情報は，その者の同意なくしては患者に与えてはならない．

b．例外的に，その情報が患者自身の生命あるいは健康に著しい危険をもたらすおそれがあると信ずるべき十分な理由がある場合は，情報は患者に対し与えなくともよい．

c．情報は，その患者の文化に適した方法で，かつ患者が理解できる方法で与えられなければならない．

d．患者は，他人の生命の保護に必要とされない限り，その明確な要求に基づき情報を知らされない権利を有する．

e．患者は，必要があれば自分に代わって情報を受ける人を選択する権利を有する．

8．秘密保持を得る権利

a．患者の健康状態，症状，診断，予後および治療について身元を確認し得るあらゆる情報，ならびにその他個人のすべての情報は，患者の死後も秘密は守られなければならない．ただし，患者の子孫には，自らの健康上のリスクに関わる情報を得る権利もあり得る．

b．秘密情報は，患者が明確な同意を与えるか，あるいは法律に明確に規定されている場合に限り開示することができる．情報は，患者が明らかに同意を与えていない場合は，厳密に「知る必要性 need to know」に基づ

資　料

いてのみ，他のヘルスケア提供者に開示することができる．
c．身元を確認し得るあらゆる患者のデータは保護されねばならない．データの保護のために，その保管形態は適切になされなければならない．身元を確認し得るデータが導き出せるようなその人の人体を形成する物質も同様に保護されねばならない．

9．健康教育を受ける権利

すべての人は，個人の健康と保健サービスの利用について，情報を与えられたうえでの選択が可能となるような健康教育を受ける権利がある．この教育には，健康的なライフスタイルや，疾病の予防および早期発見についての手法に関する情報が含まれていなければならない．健康に対するすべての人の自己責任が強調されるべきである．医師は教育的努力に積極的に関わっていく義務がある．

10．尊厳を得る権利

a．患者は，その文化観および価値観を尊重されるように，その尊厳とプライバシーを守る権利は，医療と医学教育の場において常に尊重されるものとする．
b．患者は，最新の医学知識に基づき苦痛の除去を受ける権利を有する．
c．患者は，人間的な終末期ケアを受ける権利を有し，またできる限り尊厳を保ち，かつ安楽に死を迎えるためのあらゆる可能な助力を与えられる権利を有する．

11．宗教的支援を受ける権利

患者は，信仰する宗教の聖職者による支援を含む精神的，かつ道徳的慰問について諾否を決める権利を有する．

その他関連資料

日本国憲法　第3章　国民の権利及び義務　(1946年)

第　十　条　日本国民たる要件は，法律でこれを定める．

第 十一 条　国民は，すべての基本的人権の享有を妨げられない．この憲法が国民に保障する基本的人権は，侵すことのできない永久の権利として，現在及び将来の国民に与へられる．

第 十二 条　この憲法が国民に保障する自由及び権利は，国民の不断の努力によつて，これを保持しなければならない．又，国民は，これを濫用してはならないのであつて，常に公共の福祉のためにこれを利用する責任を負ふ．

第 十三 条　すべて国民は，個人として尊重される．生命，自由及び幸福追求に対する国民の権利については，公共の福祉に反しない限り，立法その他の国政の上で，最大の尊重を必要とする．

第 十四 条
1　すべて国民は，法の下に平等であつて，人種，信条，性別，社会的身分又は門地により，政治的，経済的又は社会的関係において，差別されない．
2　華族その他の貴族の制度は，これを認めない．
3　栄誉，勲章その他の栄典の授与は，いかなる特権も伴はない．栄典の授与は，現にこれを有し，又は将来これを受ける者の一代に限り，その効力を有する．

第 十五 条
1　公務員を選定し，及びこれを罷免することは，国民固有の権利である．
2　すべて公務員は，全体の奉仕者であつて，一部の奉仕者ではない．
3　公務員の選挙については，成年者による普通選挙を保障する．
4　すべて選挙における投票の秘密は，これを侵してはならない．選挙人は，その選択に関し公的にも私的にも責任を問はれない．

第 十六 条　何人も，損害の救済，公務員の罷免，法律，命令又は規則の制定，廃止又は改正その他の事項に関し，平穏に請願する権利を有し，かかる請願をしたためにいかなる差別待遇も受けない．

第 十七 条　何人も，公務員の不法行為により，損害を受けたときは，法律の定めるところにより，国又は公共団体に，その賠償を求めることができる．

第 十八 条　何人も，いかなる奴隷的拘束も受けない．又，犯罪に因る処罰の場合を除いては，その意に反する苦役に服させられない．

第 十九 条　思想及び良心の自由は，これを侵してはならない．

第 二十 条
1　信教の自由は，何人に対してもこれを保障する．いかなる宗教団体も，国から特権を受け，又は政治上の権力を行使してはならない．
2　何人も，宗教上の行為，祝典，儀式又は行事に参加することを強制されない．
3　国及びその機関は，宗教教育その他いかなる宗教的活動もしてはならない．

第二十一条
1　集会，結社及び言論，出版その他一切の表現の自由は，これを保障する．
2　検閲は，これをしてはならない．通信の秘密は，これを侵してはならない．

第二十二条
1　何人も，公共の福祉に反しない限り，居住，移転及び職業選択の自由を有する．
2　何人も，外国に移住し，又は国籍を離脱する自由を侵されない．

第二十三条　学問の自由は，これを保障する．

資　料

第二十四条
1 　婚姻は，両性の合意のみに基いて成立し，夫婦が同等の権利を有することを基本として，相互の協力により，維持されなければならない．
2 　配偶者の選択，財産権，相続，住居の選定，離婚並びに婚姻及び家族に関するその他の事項に関しては，法律は，個人の尊厳と両性の本質的平等に立脚して，制定されなければならない．

第二十五条
1 　すべて国民は，健康で文化的な最低限度の生活を営む権利を有する．
2 　国は，すべての生活部面について，社会福祉，社会保障及び公衆衛生の向上及び増進に努めなければならない．

第二十六条
1 　すべて国民は，法律の定めるところにより，その能力に応じて，ひとしく教育を受ける権利を有する．
2 　すべて国民は，法律の定めるところにより，その保護する子女に普通教育を受けさせる義務を負ふ．義務教育は，これを無償とする．

第二十七条
1 　すべて国民は，勤労の権利を有し，義務を負ふ．
2 　賃金，就業時間，休息その他の勤労条件に関する基準は，法律でこれを定める．
3 　児童は，これを酷使してはならない．

第二十八条　勤労者の団結する権利及び団体交渉その他の団体行動をする権利は，これを保障する．

第二十九条
1 　財産権は，これを侵してはならない．
2 　財産権の内容は，公共の福祉に適合するやうに，法律（民法第一編）でこれを定める．
3 　私有財産は，正当な補償の下に，これを公共のために用ひることができる．

第 三 十 条　国民は，法律の定めるところにより，納税の義務を負ふ．

第三十一条　何人も，法律の定める手続によらなければ，その生命若しくは自由を奪はれ，又はその他の刑罰を科せられない．

第三十二条　何人も，裁判所において裁判を受ける権利を奪はれない．

第三十三条　何人も，現行犯として逮捕される場合を除いては，権限を有する司法官憲が発し，且つ理由となつてゐる犯罪を明示する令状によらなければ，逮捕されない．

第三十四条　何人も，理由を直ちに告げられ，且つ，直ちに弁護人に依頼する権利を与へられなければ，抑留又は拘禁されない．又，何人も，正当な理由がなければ拘禁されず，要求があれば，その理由は，直ちに本人及びその弁護人の出席する公開の法廷で示されなければならない．

第三十五条
1 　何人も，その住居，書類及び所持品について，侵入，捜索及び押収を受けることのない権利は，第三十三条の場合を除いては，正当な理由に基いて発せられ，且つ捜索する場所及び押収する物を明示する令状がなければ，侵されない．
2 　捜索又は押収は，権限を有する司法官憲が発する各別の令状により，これを行ふ．

第三十六条　公務員による拷問及び残虐な刑罰は，絶対にこれを禁ずる．

第三十七条
1 　すべて刑事事件においては，被告人は，公平な裁判所の迅速な公開裁判を受ける権利を有する．
2 　刑事被告人は，すべての証人に対して審問する機会を充分に与へられ，又，公費で自己のために強制的手続により証人を求める権利を有する．
3 　刑事被告人は，いかなる場合にも，資格を有する弁護人を依頼することができる．被告人が自らこれを依頼することができないときは，国でこれを附する．

第三十八条

1 何人も，自己に不利益な供述を強要されない．
2 強制，拷問若しくは脅迫による自白又は不当に長く抑留若しくは拘禁された後の自白は，これを証拠とすることができない．
3 何人も，自己に不利益な唯一の証拠が本人の自白である場合には，有罪とされ，又は刑罰を科せられない．

第三十九条 何人も，実行の時に適法であつた行為又は既に無罪とされた行為については，刑事上の責任を問はれない．又，同一の犯罪について，重ねて刑事上の責任を問はれない．

第四十条 何人も，抑留又は拘禁された後，無罪の裁判を受けたときは，法律の定めるところにより，国にその補償を求めることができる．

国際連合　世界人権宣言　(1948年)

→ http://www.mofa.go.jp/mofaj/gaiko/udhr/

前文

人類社会のすべての構成員の固有の尊厳と平等で譲ることのできない権利とを承認することは，世界における自由，正義及び平和の基礎であるので，人権の無視及び軽侮が，人類の良心を踏みにじった野蛮行為をもたらし，言論及び信仰の自由が受けられ，恐怖及び欠乏のない世界の到来が，一般の人々の最高の願望として宣言されたので，人間が専制と圧迫とに対する最後の手段として反逆に訴えることがないようにするためには，法の支配によって人権保護することが肝要であるので，諸国間の友好関係の発展を促進することが，肝要であるので，国際連合の諸国民は，国際連合憲章において，基本的人権，人間の尊厳及び価値並びに男女の同権についての信念を再確認し，かつ，一層大きな自由のうちで社会的進歩と生活水準の向上とを促進することを決意したので，加盟国は，国際連合と協力して，人権及び基本的自由の普遍的な尊重及び遵守の促進を達成することを誓約したので，これらの権利及び自由に対する共通の理解は，この誓約を完全にするためにもっとも重要であるので，よって，ここに，国際連合総会は，社会の各個人及び各機関が，この世界人権宣言を常に念頭に置きながら，加盟国自身の人民の間にも，また，加盟国の管轄下にある地域の人民の間にも，これらの権利と自由との尊重を指導及び教育によって促進すること並びにそれらの普遍的かつ効果的な承認と尊守とを国内的及び国際的な漸進的措置によって確保することに努力するように，すべての人民とすべての国とが達成すべき共通の基準として，この世界人権宣言を公布する．

第 一 条　すべての人間は，生れながらにして自由であり，かつ，尊厳と権利とについて平等である．人間は，理性と良心とを授けられており，互いに同胞の精神をもって行動しなければならない．

第 二 条
1 すべて人は，人種，皮膚の色，性，言語，宗教，政治上その他の意見，国民的若しくは社会的出身，財産，門地その他の地位又はこれに類するいかなる事由による差別をも受けることなく，この宣言に掲げるすべての権利と自由とを享有することができる．
2 さらに，個人の属する国又は地域が独立国であると，信託統治地域であると，非自治地域であると，又は他のなんらかの主権制限の下にあるとを問わず，その国又は地域の政治上，管轄上又は国際上の地位に基づくいかなる差別もしてはならない．

第 三 条　すべて人は，生命，自由及び身体の安全に対する権利を有する．

第 四 条　何人も，奴隷にされ，又は苦役に服することはない．奴隷制度及び奴隷売買は，いかなる形においても禁止する．

第 五 条　何人も，拷問又は残虐な，非人道的な若しくは屈辱的な取扱若しくは刑罰を受けることはない．

第 六 条　すべて人は，いかなる場所においても，法の下において，人として認められる権利を有する．

第 七 条　すべての人は，法の下において平等であり，また，いかなる差別もなしに法の平等な保護を受ける権利を有する．すべての人は，この宣言に違反するいかなる差別に対しても，また，そのような差別をそそのかすいかなる行為に対しても，平等な保護を受ける権利を有する．

資料

第 八 条　すべて人は，憲法又は法律によって与えられた基本的権利を侵害する行為に対し，権限を有する国内裁判所による効果的な救済を受ける権利を有する．

第 九 条　何人も，ほしいままに逮捕，拘禁，又は追放されることはない．

第 十 条　すべて人は，自己の権利及び義務並びに自己に対する刑事責任が決定されるに当っては，独立の公平な裁判所による公正な公開の審理を受けることについて完全に平等の権利を有する．

第 十一 条

1　犯罪の訴追を受けた者は，すべて，自己の弁護に必要なすべての保障を与えられた公開の裁判において法律に従って有罪の立証があるまでは，無罪と推定される権利を有する．

2　何人も，実行の時に国内法又は国際法により犯罪を構成しなかった作為又は不作為のために有罪とされることはない．また，犯罪が行われた時に適用される刑罰より重い刑罰を課せられない．

第 十二 条　何人も，自己の私事，家族，家庭若しくは通信に対して，ほしいままに干渉され，又は名誉及び信用に対して攻撃を受けることはない．人はすべて，このような干渉又は攻撃に対して法の保護を受ける権利を有する．

第 十三 条

1　すべて人は，各国の境界内において自由に移転及び居住する権利を有する．

2　すべて人は，自国その他いずれの国をも立ち去り，及び自国に帰る権利を有する．

個人情報の保護に関する法律　(2003年)

http://www.kantei.go.jp/jp/it/privacy/houseika/horituan/

目的

第 一 条　この法律は，高度情報通信社会の進展に伴い個人情報の利用が著しく拡大していることにかんがみ，個人情報の適正な取扱いに関し，基本理念及び政府による基本方針の作成その他の個人情報の保護に関する施策の基本となる事項を定め，国及び地方公共団体の責務等を明らかにするとともに，個人情報を取り扱う事業者の遵守すべき義務等を定めることにより，個人情報の有用性に配慮しつつ，個人の権利利益を保護することを目的とする．

定義

第 二 条　この法律において「個人情報」とは，生存する個人に関する情報であって，当該情報に含まれる氏名，生年月日その他の記述等により特定の個人を識別することができるもの（他の情報と容易に照合することができ，それにより特定の個人を識別することができることとなるものを含む．）をいう．

2　この法律において「個人情報データベース等」とは，個人情報を含む情報の集合物であって，次に掲げるものをいう．

一　特定の個人情報を電子計算機を用いて検索することができるように体系的に構成したもの

二　前号に掲げるもののほか，特定の個人情報を容易に検索することができるように体系的に構成したものとして政令で定めるもの

3　この法律において「個人情報取扱事業者」とは，個人情報データベース等を事業の用に供している者をいう．ただし，次に掲げる者を除く．

一　国の機関

二　地方公共団体

三　独立行政法人等（独立行政法人等の保有する個人情報の保護に関する法律（平成十五年法律第五十九号）第二条第一項に規定する独立行政法人等をいう．以下同じ．）

四　地方独立行政法人（地方独立行政法人法（平成十五年法律第百十八号）第二条第一項に規定する地方独立行政法人をいう．以下同じ．）

五　その取り扱う個人情報の量及び利用方法からみて個人の権利利益を害するおそれが少ないものとして

　　　　　政令で定める者
4　この法律において「個人データ」とは，個人情報データベース等を構成する個人情報をいう．
5　この法律において「保有個人データ」とは，個人情報取扱事業者が，開示，内容の訂正，追加又は削除，利用の停止，消去及び第三者への提供の停止を行うことのできる権限を有する個人データであって，その存否が明らかになることにより公益その他の利益が害されるものとして政令で定めるもの又は一年以内の政令で定める期間以内に消去することとなるもの以外のものをいう．
6　この法律において個人情報について「本人」とは，個人情報によって識別される特定の個人をいう．

基本理念

第　三　条　個人情報は，個人の人格尊重の理念の下に慎重に取り扱われるべきものであることにかんがみ，その適正な取扱いが図られなければならない．

（以下略）

資 料

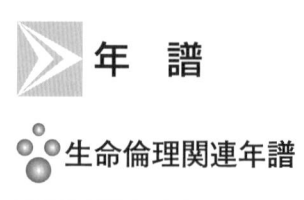

▶ 年 譜

生命倫理関連年譜

海外		日本	
1905	米国，医師が患者の同意なく行う手術は侵襲行為であり，傷害罪となるという判決が出る	1907	らい予防法
1914	米国シュレーンドルフ裁判（成人で健全な精神の持ち主は自分の身体になされることに関して決定する権利をもつ）		
1933	ドイツ「断種法」	1940	国民優生法　悪質な遺伝性疾患の素質を有する者の増加を防ぐための不妊手術始まる
1947	ニュールンベルグ綱領が発表される	1945	広島，長崎に原爆投下
1957	米国サルゴ判決（必要十分な説明を受け理解した後でなければ，同意は無意味である）	1946	日本国憲法
1948	国際連合　世界人権宣言		
1960	米国ネイタイソン裁判（患者は平易な言葉で処置の危険性や代替法について説明を受ける権利がある）	1948	優性保護法
1960	シアトルのワシントン大学に血液透析シャントの利用配分を決めるため，病院倫理委員会が設置される		
1964	ニューヨーク・ブルックリン・ユダヤ慢性病病院で衰弱した高齢患者の皮下にがん細胞を植えつけ，その効果をみようとした国立衛生研究所助成の研究発覚 「ヘルシンキ宣言」（人を対象とする医学研究に携わる医師のための勧告）		
1966	米国国立衛生研究所が機関内審査委員会の設置を提言		
1967	南アフリカのバーナードによる世界初の心臓移植 英国のソンダース，聖クリストファー・ホスピス開設	1968	日本初の心臓移植「和田移植」
1971	国際連合　知的障害者の権利宣言		
1972	米国カンタベリー裁判（危険性や代替手段についての説明の基準は，医師の判断基準ではなく，常識的な患者なら誰でも望むであろう基準に基づいて行われるべきである）		
1973	米国最高裁，ロウ対ウェイド判決で，妊娠4カ月未満の中絶を，女性のプライバシー行使の範囲として容認		
1974	米国「連邦プライバシー法」制定，患者による診療記録の開示請求権を認める		

年譜

海外		日本	
1975	国際連合　障害者の権利宣言		
1976	カレン・クィンラン (Karen Ann Quinlan) 裁判		
1978	英国で世界初の「試験管ベビー」誕生	1983	老人保健法
1981	国際障害者年　テーマ「完全参加と平等」	1984	診療録情報開示請求訴訟事件判決，原告敗訴
1982	米国大統領諮問委員会「医療の意思決定に関する報告書」	1989	血液製剤による HIV 感染者，国と製薬会社に対する損害賠償請求訴訟
1990	米国「患者の自己決定法」(終末期医療に関する患者の事前の指示への権利)	1992	脳死臨調，脳死を人の死と認める最終答申
		1995	患者の権利法を作る会，医療記録開示法要綱案を発表
		1995	東海大学安楽死判決，積極的安楽死の 4 要件提示
		1996	母体保護法
		1996	らい予防法　廃止
1997	英国ロスリン研究所，体細胞移植クローン羊ドリー誕生の発表	1997	厚生省，レセプト開示を通達
1997	米国大統領，タスキーギ事件被害者に謝罪	1997	臓器の移植に関する法律
1997	米国国防省，人体への放射線実験に関する調査報告	1997	厚生省，治験の実施基準として文書による適切な説明と同意を盛り込む
1999	アメリカ障害者法	1999	情報公開法
		2000	介護保険法
		2000	クローン規制法　クローン胚などの体内への移植を禁止，ヒト受精胚の取り扱いの検討，など
		2001	文科省，京都大学再生医科学研究所が申請した人の受精卵から ES 細胞を作る計画を承認
		2001	東京女子医科大学心臓手術ミス事件　らい予防法違憲国家賠償請求訴訟で原告勝訴の判決
		2001	健康日本 21
		2003	健康増進法
2003	ヒトゲノム解読終了	2003	生命倫理専門調査会「ヒト胚の取扱に関する基本的考え方」中間報告
2004	韓国・米国研究者，ヒトクローン胚から幹細胞取り出しに成功と発表	2004	神戸の産科医，受精卵診断で選別出産を行ったと発表
		2004	生命倫理専門調査会，クローン胚作り承認を採決
		2005	個人情報保護法
		2005	発達障害者支援法
2006	国際連合　障害者権利条約	2006	障害者自立支援法

資料

医学の歴史

年	出来事
医学以前	・経験的医療（傷の手当てや草を食べ，効果があった方法を行う） ・呪術的医療（神や悪魔などの超自然的力を信じる）
BC29c	・中国で『神農　本草経』の著者といわれる神農が存在した
BC27c	・エジプトでパピルスによって作られた医学書が登場した
BC18c	・メソポタミアの『ハンムラビ法典』に治療に失敗した医師の両手を切るという記載があった
BC16c	・インドで刑罰としてそがれた鼻を修復する形成術が行われた
BC5c	・ギリシャでヒポクラテスが呪術的医療を否定し，効果が実証された治療に価値をおいた
2c	・ギリシャでガレノスが剣闘士の治療や動物実験を行い，「精気論」を中心とするガレノス医学を確立した
4c	・キリスト教修道院附属施設として病院が建設された
9c	・ギリシャやローマの医学書の翻訳から始まったアラビア医学が発展した ・ヨーロッパに医学校が設立された
10c	・日本の丹波康頼が中国医学をもとに『医心方』を出版した
16c	・フランスのヴェサリウスが人体解剖により解剖学書を出版しガレノス医学の誤りを明らかにした ・フランスのパレが新しい傷の治療法に成功し，過去の根拠のない治療法の誤りを明らかにした
17c	・英国のハーヴェイが動物実験により心臓の機能を明らかにした ・化学や物理学の発展と医学が融合し，生体現象を化学的に説明したり，人体を機械の集合体としてみる「人体機械論」が生まれた ・顕微鏡が発明され，見えなかったものが見えるようになった
1759	・日本で山脇東洋が腑分けに立ち会い，解剖学書『蔵志』を出版した
1761	・イタリアでモルガーニが病理解剖学書を出版した
1773	・杉田玄白と前野良沢がヨーロッパの解剖学書を翻訳し『解体新書』を出版した
1796	・英国でジェンナーが天然痘のワクチン（牛痘種痘法）の実験に成功した
1804	・日本の華岡青州が全身麻酔で乳房の腫瘍を摘出した
1824	・オランダ商館医シーボルトが長崎出島で医学教育を行う「鳴滝塾」を開いた
1842	・米国でロングがエーテルを使った吸入麻酔法で首ののう腫を切除した
1847	・ハンガリーでゼンメルワイスが消毒法を発見して，産褥熱の発生を減らした
1861	・フランスでパスツールが無生物から生物が生まれるという自然発生説を否定した
1865	・オーストリアでメンデルがエンドウ豆の交雑実験で遺伝法則を発見した
1867	・英国でリスターが消毒法を使って手術後の感染を減らした
1876	・ドイツでコッホが微生物（細菌）と疾患との関連を発見した
1890	・日本の北里柴三郎がドイツ留学中に，動物の血中に作られる抗体を治療に用いる「血清療法」を開発した
1895	・ドイツでレントゲンがX線を発見した
1929	・英国でフレミングが抗生物質であるペニシリンを発見し，原因療法が可能となった
1953	・英国でワトソンとクリックがDNAの二重らせん構造を発見した
1954	・米国のマレイが一卵性双生児間の腎臓移植を成功させた

索 引

【あ行】

安楽死：薬物などを使って，苦しむ人を楽に死なせることである．致死薬を使う積極的安楽死と，延命治療を中止する消極的安楽死がある（p81）．

医師中心基準：インフォームド・コンセントにおいて，患者に何をどこまで説明すべきかについて，医師の判断を基準とするという考えである（p36）．

医師幇助自殺：患者の自殺を医師が手伝うことである．患者が自分でボタンを押せば，薬が体内に入るような装置を作製して，設定したりする方法が行われた（p81,83）．

遺伝カウンセリング：自分の病気が子どもに影響するか，胎児に異常がないかなど，遺伝に関する悩みや不安を聞き，相談にのることをいう．専門医や専門カウンセラーの認定制度がある（p75）．

遺伝子診断：遺伝子により将来どのような病気になる可能性が高いかを知る方法である．受精卵の遺伝子診断は，優生思想につながる可能性がある（p76）．

遺伝子治療：治療に必要な遺伝子を薬として体内に入れる方法である．治療を受けた人の子孫への影響，優生思想との関連性などが問題視されている（p77）．

イベントモデル：一回説明して，患者のサインをもって同意とみなすようなインフォームド・コンセントの方法である．これに対し，継続的に患者の疑問に答え，必要に応じて説明を繰り返し，同意を確認しながら治療を進めるインフォームド・コンセントの方法を「プロセスモデル」という（p38）．

医療事故：医療の場で起こる事故である．医療従事者に過失がある場合には医療過誤（医療ミス）という．医療事故には医療過誤だけでなく，予測不能や回避不可能であった事故，患者だけでなく医療従事者が被害者となった事故も含む（p60）．

インフォームド・コンセント：治療者が病気や治療法について説明し，患者が同意したり，選択したり，拒否したりすることである．どこまで説明するかについて，医師中心基準，患者中心基準などがある（p36,42）．

嘘：私たちは一般に，言葉と行動が一致しているという前提で生活しているが，嘘は言葉と行動の不一致をもたらす．「嘘も方便」ということもあるが，嘘がよい結果をもたらすかどうかは後にならないとわからない．嘘は信頼を失わせる（p3）．

ALS（エー・エル・エス）：筋萎縮性側索硬化症（amyotrophic lateral sclerosis）の略で，神経が障害される進行性の病気である．徐々に筋力低下が進み全身の筋肉が動かなくなる．成人の中年以降に発症することが多い．原因も治療法も明確ではない（p18）．

【か行】

介護保険制度：65歳以上および40歳以上65歳未満で老化に起因する病気の人が介護が必要なった場合に，申請し認定を受ければ，介護度の程度に応じて介護サービスを受けることができる制度である．2000年に施行され，2005年に改定された（p6）．

患者の権利：過去において患者は，医師の指示に従い病気が回復するように行動することを求められてきたが，自分の治療について選択や決定の権利があるという主張が生まれた．病院が作成した患者の権利章典や世界医師会の文書がある（p57と資料参照）

関節リウマチ：関節に炎症が起こる病気で，痛みがあり，関節が変形したり，運動制限が生じる（p99）．

カント（Immanuel Kant）：人のよき志こそが，最もよいことだと考えたドイツの哲学者である（1724-1804）．人の志，動機，義務だと思える事柄を実行することがよい行いであると考える義務論の立場をとる（p16,50）．

緩和ケア：痛みなどの不快な症状を和らげるケアである．がんの末期などに，副作用の強い治療薬ではなく，鎮痛剤や鎮静剤を使うことが含まれる（p84）．

義務論：人が良心によって行うべきだと判断したことを行うことを，よいと考える．カントの立場であり，行為の動機を重視する（p50）．

QOL（キュー・オー・エル）：quality of lifeの略で，lifeは生命，生活，人生と広い意味で使われる．ただ生きて

索　引

いるだけでなく，どのように生きるかといった質を指す．医療にQOLの概念が持ち込まれることにより，医療者の関心が病気だけではなく患者の生活にも向けられるようになった．一方，生きることの価値を問うことにもなり，命に優劣をつけることにもつながる（p84）．

筋ジストロフィー：筋肉が萎縮し，筋力低下が進行する遺伝性の病気で，いくつかのタイプがある．代表的なタイプはデュシャンヌ型筋ジストロフィーで，3歳前後に転びやすいといった症状が現れ，歩行や運動障害が重度化していく（p26）．

クローン：遺伝的に同じ個体や細胞をいう．遺伝的に同じ個体を作ることは，ヒツジ，ウシ，サルなどで行われているが，ヒトでは国際的に問題があるとされている．遺伝的に同じ細胞を作れば治療に利用できるが，作製過程や影響についての倫理的問題が議論されている（p69）．

公正：不当な差別をせず，公平，平等に対応することである．公正（justice）は「正義」と訳されることもある．機会の平等と結果の平等があり，機会の平等だけでは社会の不平等は改善されないという説もある．配分の平等は，同量なのか適量なのかといった議論もある（p29）．

功利主義：快が得られ願望が満たされると同時に，苦痛や嫌悪するものがなくなることが最大限になるような行為がよいとする立場である（p26，50）．

誤嚥性肺炎：飲み込みがうまくできない人の場合，口から入った食物が肺に入ってしまい，肺炎になってしまう病気である．発熱や呼吸困難を起こす（p47）．

個人情報保護法：2005年に施行され，氏名や住所など個人が特定されうる情報を入手したり公開したりする場合には，目的を示して本人の許可を得ることを義務づけた法である（p54と資料参照）．

コンフィデンシャリティ：「秘密保持」，「守秘義務」と訳される．専門職が職務上知りえた秘密を守ることである（p52）．

コンプライアンス：医師が指示した治療法に患者が従う確かさをいう（p20）．

【さ行】

再生医療：事故や病気で失った機能を，細胞を使って再生する医療である．神経幹細胞は神経に，造血幹細胞は血液に分化することができる．すべての種類の細胞に分化することができる幹細胞は万能細胞と呼ばれ，ES細胞やiPS細胞が含まれる（p13）．

裁量権：患者に対して説明する内容や範囲を決定する権利である．医師には裁量権があると考える人と，裁量権など使わず包み隠さず知らせてほしいと考える人がいる（p38，42）．

自主規制：周囲の人々や特定の人や機関から，暗黙のうちに特定の行動が求められると感じることがある．明確な命令がないにもかかわらず，行おうと思ったことを自分からやめてしまうことを指す（p15）．

自助具：日常生活を自分でできるようにするための便利な道具である．床のものを拾うリーチャーや握るだけで操作できるバネつき箸などがある．福祉用具に含まれる（p39）．

慈悲殺：気の毒，かわいそうと思って死なせることである（p81）．

社会参加：1981年に始まった国際障害者年のスローガンは「完全参加と平等」であった．障害，民族，性別，年齢などの理由により，社会で行われるさまざまな活動に参加できないことがある．病人や障害者の目標を，病気の治癒や機能の回復ではなく，社会参加におくことがある（p15）．

社会的存在：健康は身体的，精神的，社会的によい状態であると定義される（WHO，1946）．社会的とは，家族，友人，同僚などとの人間関係を指す．人は一人ではなくほかの人となんらかの関係をもつ存在である（p14）．

出生前診断：胎児の発育や形態を診断することをいう．超音波検査のほかに母体内の羊水や絨毛などを採取して検査する方法がある（p75）．

障害者自立支援法：身体，知的，精神といった障害種別に福祉サービスが異なっていたが，これを一元化し，障害者や障害児が自立した生活ができるように支援を行う制度である．2006年に施行された（p10）．

常識的患者中心基準：インフォームド・コンセントにおいて，医師は何をどこまで説明すべきかについて，一般的にみて常識的な患者が知りたいと思う内容を基準とするという考えである（p37）．

情報公開法：1998年に制定され，2001年に施行された．個人の私的情報以外の行政機関がもつ情報について，国

索 引

民に開示されることが定められた（p56）．

植物状態：治療は行われず，経管栄養と水によって生き続けている状態である．栄養と水を奪うことは餓死させるのと同じだという考えがあり，植物状態が長く続くことがある（p83）．

自律尊重：人は誰でも自分で自分のことを決める権利をもっているため，これを尊重するという考えである．自律（autonomy）とは自己統治，自己規律である．自分勝手な欲求や他者からの圧力によって決定したのであれば，自律ではなく他律であるといえる（p16）．

神経幹細胞：分裂，増殖すると同時に，中枢神経系を構成する細胞に分化することができる細胞である．損傷された神経の再生医療に利用できる可能性がある（p13）．

人工呼吸器：人工的に呼吸を行わせる装置であり，鼻と口を覆うマスクによるものと，喉から管を入れる（気管切開をする）ものがある．現在は呼吸の状態に合わせて使えるように，装置の種類が増えている．装置の操作や気管吸引の際の事故防止策が重要である（p18）．

人工授精：男性の精子を女性の体内に注入して受精させる方法である．精子が夫のものであれば配偶者間人工授精（AIH）といい，夫以外のものであれば非配偶者間人工授精（AID）という．女性が妻以外であれば，代理出産となる（p73）．

信頼：過去から入手し得た情報に基づく予測が，ある程度はずれないだろうと思えることが信頼となる．私たちが日常生活を行えるのは，他者や社会に対し一定の信頼をおいているからである．信頼が裏切られることがあっても，ある範囲内に収まれば信頼は継続する（p3,59）．

診療報酬：医療保険制度では，医療行為ごとに価格が定められている．2年に1回程度改定される（p10）．

スピリチュアルな問題：重い病気や障害に見舞われたときに，精神が不安定になったり，魂のよりどころがなくなってしまうことがある．心の叫びや魂の不安に対応することを，スピリチュアルケアという（p84）．

脊髄損傷：事故や疾病により脊髄が損傷した結果，損傷部分以下の神経が支配している筋肉が麻痺してしまう状態である．両脚が麻痺する場合（対麻痺）もあれば，両手両脚が麻痺する場合（四肢麻痺）もある（p13）．

善行：思いやりをもって行動すること，人のために尽くすことである．善行（beneficence）は「仁恵」と訳されることもある（p26）．

専門職：ある専門分野に精通し，高度な専門的知識や技術をもって社会に貢献している職業を指す．伝統的には，医師，僧侶，法律家を専門職（professional）と呼んだ（p61）．

臓器移植：自己または他人の臓器を移植することである．皮膚，角膜，血管，神経の移植は以前から行われているが，腎臓，骨髄，心臓，肝臓などの移植も行われるようになった（p78）．

臓器移植法：1997年に施行され，臓器提供者（ドナー）が生前に移植の意思を表示し，反対する家族がいなければ，脳死状態で臓器を摘出できることを定めた．脳死判定の基準を定め，臓器売買を禁止している（p78）．

ソーシャルサポート：親戚，友人，知人，近隣の人々など，人による援助を指す（p25）．

尊厳死：患者が延命を拒否して自然に死ぬことを選ぶことである．日本では日本安楽死協会が日本尊厳死協会へと名称を変更した（p81）．

尊厳死の宣言書：living willとも呼ばれ，自分が死に近づいたときの治療法について事前に記載した文書である．延命治療を希望するかどうかなどを記載する．日本尊厳死協会で書式を提示している（p82）．

【た行】

体外受精：試験管内で受精させる方法である．妊娠・出産を妻やほかの女性が行う．妊娠・出産をほかの女性が行う場合，妻の卵子ならば借り腹（host mother）と呼ばれ，ほかの女性の卵子ならば代理母（surrogate mother）と呼ばれる（p73）．

代理出産：妻以外の女性が出産する場合をいう．妻の卵子の場合もあれば，ほかの女性の場合もある（p49,73）．

デイサービス：介護保険サービスの一つで，通所介護ともいわれる．介護が必要な高齢者の家での生活を支える（介護者の負担を減らす）ために，高齢者は日中を施設で過ごし，ケアマネジャーが必要だと判断すれば，入浴サービスなども行われる（p25）．

デューイ（John Dewey）：米国の哲学者であり教育学者である（1859-1952）．プラグマティズムの立場をとる．

索 引

子どもの教育には実際の生活経験や実験が重要だと述べた（p41）．

てんかん：発作的にけいれんしたり，意識を失ったりする病気である．脳の機能障害によって起こる（p36）．

ドナーカード：生前に臓器提供の意思があることを記載するカードである．提供したい臓器を選ぶことができる（p78）．

【な行】

ナチス・ドイツ：国民社会主義ドイツ労働者党の略称であり，党および党員をナチスという．ヒトラーを党首とし 1933 年にドイツの政権をとり，ユダヤ人大虐殺を行った．1945 年ドイツ敗戦とともに崩壊した（p36）．

ニュールンベルグ綱領：1947 年にナチス・ドイツの医師が行った人体実験を裁いたニュールンベルグで発表され，医学研究は自発的に被験者となることに同意した人のみを対象にすることなどを定めた文書である（p36 と資料参照）．

妊娠中絶：胎児を母体の外に出して死亡させることである．胎児を人間とみるかどうかで殺人かどうか意見が分かれる．禁止している宗教は多いが，女性の権利だという人もいる（p67）．

認知症：過去には痴呆といわれていたが，否定的な印象を変えるために改称された．進行性の脳の病気で，認知（知的）機能が障害される．特に見当識（日時や場所），記憶，判断能力が低下する．知覚や感情は障害されない（p64）．

脳卒中：脳の血流の障害で起こる病気である．血管が破裂する場合（脳出血）と詰まる場合（脳梗塞）がある．脳の障害が起こった側と反対側の手足に麻痺（片麻痺）を生じることが多い．脳の障害の部位や程度により言葉や知覚の障害が起こる場合もある（p24）．

ノーマライゼーション：すべての人が普通に生活することを推進するという考えである．障害者を施設に入所させて保護するといった過去の方針に対し，障害者も健常者も平等に生活できる社会こそがノーマルであるという考えが 1950 年代に北欧で生まれ，世界に広まった（p28）．

【は行】

梅毒：性病の一つで性交により感染し，母体からも感染する．瘤や腫瘍ができ，中枢神経に病変が及ぶと機能障害が生じる（p61）．

パターナリズム：親が子どものためを思うように，治療者が患者のためを思って判断したり行動したりすることである．パター（pater）は父親という意味なので，両親を指す語を使って「ペアレンタリズム」といわれることもある（p42）．

ハンセン病：らい菌による感染症で，顔面や四肢の腫れや感覚麻痺が起こる．1940 年代には薬による治療が可能となり，感染力が弱いことも明らかになった．ハンセンはらい菌発見者の名前である（p16,45）．

ハンチントン舞踏病：成人（20〜40 歳）で発症する遺伝性の神経変性疾患で，舞踏病（踊るように勝手に身体が動く）と認知症（知的機能の低下）の症状が出る（p77）．

万能細胞：人体のあらゆる組織の細胞に変化することができる細胞で，ES 細胞（胚性幹細胞，embryonic stem cell）や iPS 細胞〔人工多能性幹細胞（induced pluripotent stem cell）〕が含まれる．万能細胞から移植のための臓器を作ることができるだけでなく，生殖細胞を作ることができ，クローン人間の作製も可能となる（p81）．

ヒトゲノム：ヒトがもっている 23 本の染色体の DNA に含まれる遺伝子情報全体をゲノムという．ヒトゲノムを解き明かそうという巨大プロジェクトが実行され，ヒトゲノムには約 26,800 の遺伝子が含まれていることがわかった（p76）．

ヒポクラテス（Hippocrates）：古代ギリシャの医師である（紀元前 460〜375 頃）．医学の祖，医術の父といわれる（p22）．

病院倫理委員会：病院での治療に関連する倫理的判断が困難な場合に開催される．新規治療の適用，不足する資源の配分，治療法に関する意見の不一致などに対して，背景の異なる委員により，広く深い議論がなされる場である（p29,46）．

福祉用具：車いす，電動ベッド，コミュニケーション用機器など障害者の生活を助ける道具である．自助具，援助機器（assistive technology），テクノエイドなどと呼ばれることもある（p6）．

索引

プライバシー：自分のことについて他人に口出しされない（自己決定権，放っておいてもらう権利），自分の情報を勝手に使われない権利（自己情報コントロール権）である．個人情報を利用する際の手続きを義務づける「アクセス制限権」として説明されることもある（p54）．

プラセボ：「プラシーボ」，「偽薬」とも呼ばれ，治療薬と同じにみえるが，治療効果がないものをいう．新薬の開発のための実験研究において対照群に用いられる．新薬を飲んだ実験群とプラセボを飲んだ対照群の差は，治療者の臨床態度や服薬しているという安心感などの効果を差し引いた真のちがいだと判断できる（p63）．

ヘルシンキ宣言：1964年に世界医師会が医学研究についての方針を示した文書で，1975, 1983, 1989, 1996, 2000年に改定された（p40と資料参照）．

封建制度：主従関係を中心とする制度である．目上の者が目下の者に与え，目下の者は目上の者に忠誠を尽くすことが求められる（p41）．

放射線治療：身体の内部を見て診断をするために使われてきた放射線だが，X線撮影の量より数十倍多い放射線を使うと，がんなどの治療をすることができる．放射線療法，X線療法ともいわれる（p22）．

ホスピス：緩和ケアを行う施設である．病院には緩和ケア病棟がある．自宅でケアを受ける場合には在宅ホスピス，在宅緩和ケアと呼ばれる（p85）．

ボランティア：自ら進んで参加する人という意味だが，無償で奉仕する人を指す場合が多い（p26）．

【ま行】

ミル（John Stuart Mill）：英国の哲学者であり経済学者である（1806-1873）．人々に幸福をもたらさない倫理的判断はない．幸福を意識的に追求する中で幸福が得られると考えた．功利主義の立場をとる（p26）．

民主主義：支配者は，君主一人ではなく，小数の貴族でもなく，多数の民衆であるとする．人は自らが所属する社会の問題を決める権利をもつという考えである（p41）．

無加害：相手に危害を加えないことである．医療者が「よかれと思って」行った結果，患者の害になる場合もある（p22）．

【や行】

薬害エイズ事件：医師は血液製剤がエイズの原因となるHIVウィルスに汚染されている可能性があることを知っていたにもかかわらず，血友病患者に処方し続けた結果，感染者や死者が出た（p61）．

優生思想：優生学の考えかたで，日本では1880年代から人種改良，人種改造と表現されていた．人間の優秀さは環境よりも遺伝によって決まるので，優良な遺伝形質を残し，劣悪な遺伝形質を淘汰しようとする考えである．ナチスの断種法，日本の優生保護法の基盤となった（p65）．

【ら行】

らい予防法：「癩予防ニ関スル件」として1907年に成立した．1940年代に新薬が開発され日本でも使用されたが，患者の隔離は続けられた．1996年に廃止された（p16）．

リハビリテーション専門病院：社会復帰のための機能回復や社会適応の練習を行う病院である．受傷や発症の直後から，一般病院でリハビリテーション治療が行われるが，リハビリテーション病院やリハビリテーションセンターでは，より専門的なサービスが提供される（p12）．

倫理原理：倫理の問題を理解するためのよりどころとなる考えであり，本書ではビーチャムとチルドレスが提案する4原理（自律尊重，無加害，善行，公正）を使う（p16）．

倫理的ディレンマ：行為の選択肢が複数あるにもかかわらず，どちらをとってもなんらかの問題が生じるときにどちらかを選ばなければならない状況である．ディレンマ（dilemmas）を「ジレンマ」ということもある（p33）．

あとがき

　作業療法士として10年間仕事をした後，修士課程で勉強するために米国に1年半留学しました．外国で暮らす経験そのものが，自分の常識や価値観を見直す機会でした．世の中には多様な価値観があることがわかっただけでなく，問題を理解することと，問題を解決することは別物であることも学びました．「人生の終末期における倫理的問題」という講義を受講したのは，留学して1年が過ぎたころでした．いくつか事例が提示された中に，重度の運動麻痺と知的障害があり，回復の成果がみられないままリハビリテーション病院に入院している青年の事例がありました．受講生のほとんどが，そのような不自由な状態で生き続けたくはないと答えたとき，私の心は穏やかではなくなりました．私はリハビリテーション病院で，重度障害のある人のほんの小さな変化を喜び，少しでもその人らしい反応を引き出そうと，病院の他のスタッフとともに努力してきたのです．倫理概念を用いて事例を分析するというレポートを書くのは，とてもつらいものでした．怒りや苦しみの中で，何がよいことなのだろう，誰が決めるのだろう，どの条件が加われば判断が変わるのだろう，といったことを考えました．心と頭が戦っているような，初めての経験でした．

　帰国後1年ほどして，広島県立保健福祉短期大学の教員となり，倫理学を担当する岡本珠代さんに出会いました．しばらくして私たちは倫理研究会を発足させ，看護倫理や医療倫理の書籍や論文を読み進めました．そして，これまで私が経験してきた臨床実践や職場の中に，多くの倫理的問題があったことに気づきました．困った人だと腹を立てたり，勝手にすればいいと済ませていた事柄が，効率よく理解できるようになり，問題の性質や解決の可能性を考えられるようになりました．日本生命倫理学会にも参加し，倫理的問題の深さと広さを理解し続けています．短期大学が広島県立保健福祉大学になるときには，生命倫理学という科目が開講され，作業療法学科の必修科目となり，後に看護学科でも必修科目になりました．岡本さんが退官された後，私が生命倫理学を教えることになり焦りました．岡本さんから講義ノートを譲り受け，自分が教えられるように書いてみました．濃密な情報と助言を本当にありがとうございました．また，本書の出版を快く引き受けてくださった三輪書店の青山智さんには深く感謝します．昨年は，この原稿を執筆しながらの初めての講義で，試行錯誤でしたが，学生たちの反応は興味深く，原稿を仕上げるうえでとても参考になりました．

　医療や福祉にかかわる人々が，本書をきっかけに，日常の倫理的問題に関心をもっていただけたら幸いです．

2008年5月

吉川ひろみ

著者略歴

吉川　ひろみ（よしかわ　ひろみ）

1960 年　長野市生.
1982 年　国立療養所東京病院附属リハビリテーション学院作業療法学科卒業後, 長野県医師会直営奥鹿教場温泉病院, 厚生連篠ノ井総合病院での勤務を経て, 群馬大学医療技術短期大学部作業療法学科助手. 1992 年に渡米しウェスタンミシガン大学作業療法学科修士課程修了後, 広島県立保健福祉短期大学作業療法学科助教授を経て, 2005 より現職（県立広島大学保健福祉学部作業療法学科教授）. 担当科目は, 作業科学, 作業療法評価学, 生命倫理学, チーム医療福祉論など.
翻訳は「作業療法の視点　作業ができるということ」（大学教育出版, 2000）,「COPM カナダ作業遂行測定」（大学教育出版, 2006）, 著書は「『作業』って何だろう　作業科学入門」（医歯薬出版, 2008）など.

保健・医療職のための生命倫理ワークブック
―本当によいことなのか, もう一度考えてみよう!!―

発　行	2008 年 5 月 30 日　第 1 版第 1 刷
	2013 年 4 月 10 日　第 1 版第 2 刷Ⓒ
著　者	吉川ひろみ
発行者	青山　智
発行所	株式会社　三輪書店
	〒 113-0033　東京都文京区本郷 6-17-9
	☎ 03-3816-7796　FAX 03-3816-7756
	http://www.miwapubl.com
印刷所	三報社印刷　株式会社

本書の内容の無断複写・複製・転載は, 著作権・出版権の侵害となることがありますのでご注意ください.

ISBN 978-4-89590-305-9 C3047

JCOPY　＜（社）出版者著作権管理機構　委託出版物＞
本書の無断複写は著作権法上での例外を除き禁じられています.
複写される場合は, そのつど事前に,（社）出版者著作権管理機構（電話 03-3513-6969, FAX 03-3513-6979, e-mail：info@jcopy.or.jp）の許諾を得てください.